번아웃Burn-out :

이론, 사례 및 대응전략

Theories, Cases, and Coping Strategies

이명호
성기정

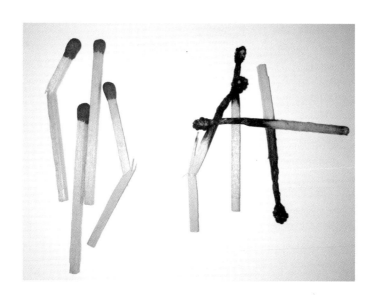

도서
출판 행복에너지

번아웃Burn-out :

이론, 사례 및 대응전략

Theories, Cases, and Coping Strategies

초판 1쇄 발행 2020년 12월 1일

지 은 이　이명호, 성기정
발 행 인　권선복
편　　집　유수정
디 자 인　오지영
전 자 책　서보미
발 행 처　도서출판 행복에너지
출판등록　제315-2011-000035호
주　　소　(07679) 서울특별시 강서구 화곡로 232
전　　화　0505-613-6133
팩　　스　0303-0799-1560
홈페이지　www.happybook.or.kr
이 메 일　ksbdata@daum.net

값 25,000원
ISBN　979-11-5602-836-9　(93510)

번아웃

이론, 사례 및 대응전략

이명호   성기정

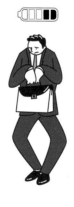

도서
출판 행복에너지

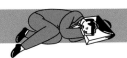

최근 우리 사회에서 '번아웃-burn-out' 혹은 '소진消盡'이라는 말이 유행하면서, 이를 다루는 책이 경쟁적으로 발간되고 있다. 하지만 대부분의 책이 외국서적을 번역한 것이거나 사례 혹은 일상생활 중심의 책이다. 따라서 평소에 국내에서도 번아웃 현상을 이론적으로 다루는 책이 필요하다는 생각을 가지고 있었다. 이 책은 그러한 생각의 산물이다.

이 책을 쓰는 나는 치과의사이다. 의사로서 거의 30년 동안 환자들을 비롯하여 동료의료인들을 경험하면서 많은 것을 생각하고 느껴왔다. 무엇보다도 의료계통의 직업에 종사하는 과정에서 의료종사자, 특히 의사의 경우 스트레스 및 번아웃의 결과로 인하여 과도한 음주, 감정적 탈진, 냉소적 태도 등을 관찰하는 경우가 많았다. 그래서 전주대학교 대학원 경영학과(인사관리 전공)와 미국 HIS University(철학 전공)의 박사논문 연구주제로 의사들의 번아웃 현상을 선정하였다. 이 책은 이러한 노력의 연장선상에서 집필된 것이다.

이 책의 구성은 간단하다. 번아웃의 원인, 결과, 그리고 이에 대한 대응전략이라는 큰 틀 속에서 추가적으로 번아웃의 증상을 유형화하고, 번아웃 이론을 소개하였으며, 번아웃의 측정문제를 다루었다. 특히 의사들을 연구대상으로 한 저자의 박사학위논문 연구결과를 관련되는 부분에 사례로서 제시하였다.

번아웃은 모든 사람에게서 발생할 수 있다. 이 글을 쓰고 있는 본인도 여러 번의 번아웃 속에서 나와 주위에 많은 피해를 주곤 한다.

또한, 여러 가지 조건에 따라서 각각의 관점의 차이가 있을 수가 있다. 좀더 디테일하게 각각에 대한 이야기를 했으면 하는 생각이 있었다. 그러나 너무 방대한 양이 될 것 같아서 다음 기회로 미루기로 했다.

물론 개선해야 할 부분도 많이 남아 있다. 무엇보다도 적절한 사례의 선정과 분석이 미흡하다고 생각된다. 각 장별로 시작할 때의 사례opening case와 마무리할 때의 사례closing case를 실었으면 하는 마음이 있었다. 이러한 작업은 추후 과제로 미룬다.

이 책이 엮어지기까지 많은 도움이 있었다. 전주대학교 한광현 교수님과 성태경 교수님의 지도가 있었다. 처음부터 끝까지 자세히 읽어주시고 많은 제안을 해주신 송광용 교수님, 김정희 교수님에게 감사드린다. 이 책의 출간을 맡아준 행복에너지 출판사에게도 고마움을 전한다.

이 책이 본래 목적한 대로 번아웃 현상을 이해하는 데 좋은 안내서가 되었으면 하는 바람이다.

2020년 09월
저자를 대표하여 이명호 씀

번아웃 ·········· 이론, 사례 및 대응전략

추천사

(가나다순)

김성오

치예원 대표이사

인생의 이야기로 인생에서 꼭 겪어야 하는 한 과정을 쓴 책이다.

의료인뿐만이 아니라 모든 사람이 겪어야 하는 것을 의료인 입장에서 묘사하고 있다.

인생을 살며 부정적인 흐름이 만들어지고 이를 처리 판단하는 것은 본인의 역할인데 어떻게 처리하는지에 따라 그 다음의 시간이 크게 달라진다.

인생을 긍정적으로 전환할 것인지 부정적으로 역행할 것인지에 따라 그 이후의 10년은 본인의 의지에 달려있다.

이 책은 그 판단에 많은 도움이 될 수 있으리라 생각하며 어려움을 극복하여 좋은 인생을 그릴 수 있으면 한다.

책을 쓰는 데 많은 시간과 노력이 들어갔고 그 노력이 사랑의 전파같이 사람들의 미래에 도움이 되었으면 한다.

백남선

이화의료원 외과교수
유방암 분야 세계 100대 의사로 선정

오! 솔레미오, 태양은 다시 떠오른다!

본 저서는 치의학 박사인 이명호, 현재는 상담 클리닉의 대표로 계시는 성기정 두 분의 저서입니다. 우선 두 분의 저서가 출간된 것을 진심으로 축하합니다. 요즘은 COVID-19에 의해 사람들의 삶의 질이 떨어지고, 우울지수가 높아지고 있습니다. 이제는 개개인의 육체와 정신마저도 기진맥진한 상태가 되어가고 있습니다. 한 마디로 '번아웃Burn-Out' 상태에 빠질 우려가 높은 시대입니다. 인류는 희망을 가지고 노력하며 더 편하고 안전한 세상이 가까운 미래에 실현되리라 확신합니다. 지금의 기진맥진의 Burn-Out 시대에서 이 책의 아이디어로 우리의 열정을 활활 타오르게 하여 Flaring 시대로 만들어 긍정적이고 역동적인 시대로 승화시킵시다. 이 책이 그러한 역할을 충분히 해낼 수 있으리라 봅니다.

추천사

양은순

HIS University 총장
미국 캘리포니아 주 승인 결혼과 가정 전문 심리치료사, 감독

명인치과 이명호 박사의 소진(Burn-Out)에 대한 저서에 대하여

현대인들, 특히 일상을 성실하고 부지런히 살아오신 분들이 자신도 모르는 사이에 서서히 지쳐가고 의욕이 저하되며 정신적으로 황폐해지는 경우는 빈번하게 발생한다. 이러한 증세는 '소진Burn-Out'으로 인하여 생기는 현상이다. 소진 현상에 대한 치료는 예방이 가장 중요하다. 저자 이명호 박사는 3개의 박사 학위를 가진 전문가이다: 치의학, 경영학 그리고 철학박사 학위까지 말이다. 또한 '소진Burn-Out'을 주제로 철학 박사 학위 논문을 작성하기도 했다. 건강한 가정과 사회를 위해서는 개인이 먼저 건강해야 한다. 이제 자기 자신을 위해 그리고 가정과 사회를 위해 소진으로 인한 좌절과 고통에서 벗어나 빛나고 풍성한 삶을 누리기를 원하는 많은 분들을 향한 이명호 박사의 외침에 귀를 기울여 보자.

번아웃 증후군은 '팝pop의 심리학'이라고 불릴 정도로 1990년부터 사회의 보편적인 현상으로 인식되어 왔다고 한다. 번아웃burn-out은 소진이라고도 불리고 있으며 특히, 교육, 의료, 고객서비스 등과 같은 분야에서 계속 사람들을 대면하는 직업에서 많이 나타나는 직무상의 스트레스 현상이라고 할 수 있다.

이명호 작가님의 『번아웃Burn-out : 이론, 사례 및 대응전략』이라는 책은 이런 현상이 발생하기 전에 또는 이런 현상이 발생했을 때 집어들면 딱 안성맞춤의 책이다. 또한 번아웃이라는 주제로 강의를 하고 있는 교수님이나 강사님들 그리고 심리상담사 및 코치님들에게도 많은 도움이 될 것이라 확신해본다. 아무튼 이 책이 번아웃으로 힘들어하는 모든 사람들에게 한 줄기 빛이 될 수 있기를 소망해본다.

조관일

창의경영연구소장
前대한석탄공사 사장
경제학박사

한국은 피로사회다. 일하는 게 피곤하고 살아가는 게 피로하다. 우리의 어제 오늘을 점검해보라. 그렇지 않은가? 크게는 정치에서부터 작게는 가정생활에 이르기까지 여러 형태의 스트레스가 극심하다. 더구나 '코로나19'는 그렇지 않아도 피로한 우리를 더욱 피로하게 하고 있다. 한마디로 사람들은 '번아웃' 증후군에 시달린다. 그런 면에서 이 책은 시의적절하고 유용하다. 번아웃의 개념에서부터 증상과 해결방안까지 총망라했다. 각자 어떤 상태인지 체크해볼 수도 있어 이론과 실용을 겸한 책이다. 이 책을 통하여 우리 자신을 점검해보고 어떻게 대처할 것인지 답을 얻게 될 것이다. 이것이야말로 피로사회를 사는 지혜다. 좋은 삶을 위해 열정을 갖고 자신을 불사르는 것 burn은 좋지만 아웃out은 되지 말자. 일독을 권한다.

Contents ·····

1장
서론

2장
번아웃의 증상

3장
번아웃의 개념 및 정의

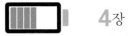

4장
번아웃 이론과 모형

5장
번아웃의 원인

6장
번아웃의 결과

7장
번아웃의 전이현상

8장
번아웃의 측정

9장
번아웃의 대응전략

서론

이 장에서는 번아웃(burn-out)에 대한 기초 지식을 알아본다.
왜 번아웃 문제가 사회적으로 부각되었는지를 비롯하여. 번아웃
에 대한 시각 및 접근방법. 연구동향에 대해서 살펴본다.

왜 번아웃을
말하는가?

최근 발간된 『나는 오늘도 소진되고 있습니다』(이진희 저)라는
책에서 한 여성 간호사에 관한 이야기가 나온다.

"어머니가 오래 아프셨기에 더욱더 아픈 사람을 돕고 싶었던
그녀는 자신이 돌보던 환자에게 도움을 주는 따뜻한 사람이 되
고 싶었다. 그래서 성심성의껏 환자들과 보호자에게 도움이 되
고자 했다. '내가 조금 더 일하면 되지 뭐, 조금만 더 친절하면
되는 걸. 보호자와 환자가 얼마나 힘든지, 그 마음을 얼마나 잘
아는데.' (중략) 하지만 아무리 의미 있고 좋은 일이라 할지라
도 점점 늘어나는 업무량과 3교대로 인한 체력적 부담이 쌓여
가자, 그녀의 웃음은 무언가 조금씩 어색해지기 시작했다. 그
녀가 간호사가 된 지 딱 7년 차의 일이다. (중략) 환자나 보호
자의 이야기를 들어줄 때도 항상 '그때 우리 엄마에게 따뜻한

말을 해주신 그분들 덕분에 얼마나 힘을 얻었는데'라고 생각했었던 그녀였다. 하지만 어느 순간부터 자신도 모르게 '오늘은 좀 듣기 싫다. 언제 끝나지?'라는 생각이 드는 것을 알고 얼마나 놀랐는지, 번번이 '이렇게 생각하면 안 돼!'라고 마음을 다잡으려 했지만, 점점 그러는 것조차 쉽지 않았다. 갈수록 피로감은 높아지고, 사람들에 대한 관심은 떨어지고 친절 대신 자신도 모르게 짜증을 내고 있는 자신을 발견하게 되었다."(이진희, 2017)

이상의 이야기는 직업상에서 나타나는 번아웃burn-out 현상을 극명하게 잘 보여주고 있다. 여기서 '소진消盡'이라는 용어는 번아웃이라는 용어와 동의어로 쓰인 것 같다. 번아웃은 인간의 심리적 및 신체적 상태를 은유적으로 표현한 용어이다. 즉 번아웃은 말 그대로 "나 자신을 불살랐더니 다 타버리고 내게 남은 게 없어"라는 상태이다.

지금까지 번아웃 현상은 다양한 사람들을 대하는 직업군, 예를 들어, 교육, 의료, 고객서비스 등과 같은 분야에서의 '직무상의 해이occupational hazard'로서 인식되어 왔다(Maslach & Leiter, 2016). 고객들에게 서비스를 제공하는 사람들은 개인적이고도 감정적 접촉을 강도 높게 지속적으로 유지해야 하기 때문이다. 위의 간호사 이야기에서 알 수 있듯이 이러한 관계는 매우 보람된 일이기도 하지만 스트레스를 받는 일이기도 하다. 자기 자신을 죽이고 다른 사람을 우선시해야 한다. 오랜 시간 일하면서 고객, 환자, 학생들이 원하는 것은 그것이 무엇이든지 해야 한다. 때로는 여가시간도 버리면서 자신의 모든 것을 바쳐야 한다. 최근에는 산업구조가 서비스화되면서 하이터치high-touch 고객서비스 혹은 이른바 '감정노동자'가 늘어나고 있다. 이에 따라 직무상의 해이, 즉 번아웃 현상이 빈번하고도 강도 높게 나타나는 것으로 보인다.

하지만 번아웃 현상은 직업 혹은 직무와 관련하여서만 나타나는 현상이 아니다(Bianchi et al., 2014). 최근에는 일반인, 가정주부, 성직자, 노인, 연예인, 운동선수, 심지어 어린아이들도 번아웃을 호소하는 경우가 많아지고 있다. 예를 들어, 미하엘 슐터–마르크보르트는 『번아웃 키즈: 웃지 않는 아이들Kids burn-out』이라는 책에서 어린아이들이 경험하는 번아웃 현상을 체계적으로 분석하고 있다. 특히 부모들의 교육열이 매우 뜨거운 한국사회에서는 키즈 번아웃 현상이 매우 심각할 것으로 예측할 수 있다.

번아웃 현상은 이를 경험하는 당사자는 물론 주변의 이해당사자, 더 나아가서 사회 전반적으로 부정적인 영향을 미친다. 무엇보다 번아웃을 해소하지 못하는 사람의 경우 내면적 고갈 상태를 경험하고, 심지어는 정신과적 질환인 조울증과 우울증에 이르기도 한다. 그 결과 자신뿐만 아니라 가정생활과 가족관계, 주위 사람들에게 악영향을 끼치며 자살까지 하는 경우도 있다. 저자가 종사하고 있는 의료계에 국한하여 살펴보면 의사 (양의사, 치과의사, 한의사 포함), 간호사, 치과위생사 등 의료종사자들의 스트레스와 번아웃의 정도가 커지는 경우 진료 효율성이 급격하게 떨어지고 의료사고율도 증가할 수 있다. 또한 의료종사자들과 환자 간의 원만한 관계를 저해하여 진료만족도를 떨어뜨릴 수 있다. 특히 의료종사자들의 경우 스트레스와 번아웃의 경험은 환자들을 치료할 수 있다는 자기효능감과 자신의 직업에 대한 사명감 내지 만족감의 정도를 크게 훼손하게 된다. 의료업무에서 주도적인 역할을 하는 의사의 경우에는 번아웃의 결과로 인하여 과도한 음주, 일시적 외도, 냉소적 태도 등을 보여주는 경우가 있다(이명호, 2015).

2

번아웃의
기원

번아웃은 인류가 시작된 이래로 나타난 현상일 것이다. 그럼에도 불구하고 번아웃 현상이 주목받기 시작한 때는 약 40여 년 전에 불과하다. 독일계 미국 심리학자이자 심리분석가인 프로이덴버거Freudenberger(1974)가 처음으로 번아웃 현상을 발견한 것으로 알려져 있으며, 그의 연구는 '번아웃'이라는 용어를 사용하는 계기가 되었다.

정신과 의사이기도 했던 그는 무료 의료활동인 프리 클리닉Free Clinic을 통해 뉴욕의 약물중독자들을 위해 일하는 봉사자들(직장이 따로 있는 의사, 간호사, 심리학자, 사회봉사자 등)에게서 나타나는 총체적 현상을 관찰하였는데, 초기에 이상적이고 의욕적이던 일부 봉사자들이 일 년이 지난 후 에너지가 감소하고 참여 동기와 헌신도가 줄었으며, 정신적 혹은 육체적 이상 징후가 있음을 발견하고 '번아웃'이란 용어를 처음 사용하면서 그 현상을 설명하였다. 프로이덴버거는 번아웃 현상을 '자신에게 주어진 업무를 헌신적으로 수행하였으나 기대했던 성과나 보상이 없어 인간적 회의감이나 좌절감을 겪는 상태'라고 하였다. 그들은 부정적이고 회의적이며 경직된 모습, 환자들에게 냉소적 모습으로 바뀌었고, 동료 간에도 긴장감이 감돌았다staff burn-out.

이와 비슷한 시기에 버클리 캘리포니아 대학 사회심리학자인 매슬랙Maslach(1976)은 번아웃의 체계화와 학문적 기반을 다졌다. 그녀는 번아웃이 사회적 원인으로 공공서비스human service에 종사하는 종업원들에서 자주 발생함을 발견하였다.

프로이덴버거와 매슬랙처럼, 특정영역 특히 서비스를 제공하는 직업에서 일어나는 직무번아웃에 대한 관심이 조직심리학자들과 조직행동론자들에 의해 제기된 것은 1970년대였지만, 조직 구성원들의 행동연구에 직무번아웃의 중요성이 확인되기까지는 많은 시간이 필요했다.

1980년대 이후 직무번아웃의 개념이 비로소 정립되었고, 변호사, 교사, 의대생 등 인간행동의 다양한 영역에서 연구가 활발해졌다.

3

번아웃의
세 가지 차원

번아웃 현상은 개인적 차원, 개인 간의 관계 차원, 조직 차원, 그리고 사회적 문제로서의 번아웃을 각각 분석할 수 있다.

1) 개인적 차원

번아웃에 대한 개인적 접근방법은 번아웃된 개인들이 보여주는 증후군에 초점을 맞춘다. 번아웃에 대한 연구가 시작될 때 주로 이러한 개인적 차원의 접근방법이 사용되었다. 번아웃은 많은 관련된 증상들로 구성된 하나의 신드롬으로 간주되었다. 이 중에서 가장 중요한 구성요소는 소진exhaustion이었고, 개인의 번아웃 증후군에 대한 여러 가지 요소들이 제시되었다. 그중에서 개인의 좌절된 기대와 목표를 번아웃의 가장 중요한 원인으로 보았다.

이 접근법에 따르면 가장 바람직한 것을 열심히 추구하는 사람, 즉 자신의 일에 극단적으로 충실하고 전력을 다해서 질주하는 사람들이 쉽게 번아웃된다. 일부 학자들은 번아웃의 과정에 대해서도 얘기하고는 있지만, 이 접근법은 번아웃의 최종 상태, 즉 번아웃 신드롬에 초점을 맞추는 정태적 연구방법이다.

2) 개인 간 차원

개인 간의 관계에 초점을 맞추는 접근방법은 번아웃의 원인을 직업상 '주는 자caregiver'와 '받는 자recipient'와의 개인적 및 감정적 관계에서 찾는다. 이들 간의 관계는 기본적으로 비대칭적이다. 이 관계는 대부분 감정서비스 관련 직업에서 존재한다. 예를 들어, 고객, 환자, 학생 등에 대한 돌봄, 지원, 관심 등을 제공하는 직업이다. 앞에서 소개한 간호사 이야기는 개인 간의 관계에서 나타나는 번아웃 현상이라고 할 수 있다.

'주는 자caregiver'와 '받는 자recipient'는 불균형적인 대인관계에 직면하며, 궁극적으로 비대칭적 관계는 주는 자의 감정적 자원의 소진을 가져온다. 이것이 번아웃의 가장 핵심적인 증상이다.

개인 간 차원의 접근방법은 매슬랙Maslach에 의해서 소개되어

진행되고 있다.[1]

3) 조직 차원

번아웃 현상을 이해하는 데 있어서 조직 환경은 매우 중요하다. 왜냐하면 번아웃은 직업occupation 혹은 일work과 관련된 하나의 부정적인 심리적 현상이기 때문이다. 부정적 조직행동으로서의 번아웃은 개인에게도 영향을 미칠 뿐만 아니라 조직에도 영향을 미친다.

번아웃에 대한 조직 차원의 연구는 Cherniss(1993)에 의해서 시작되어 진행되고 있다. 그에 의하면 자기효능감self-efficacy이 개인적 특성뿐만 아니라 특정한 역할과 연관되어 있음에 착안하여 직업적 자기효능감professional self-efficacy의 개념을 소개한다. 이는 어떤 사람이 회사라는 조직에서 자신의 역할을 잘 수행할 수 있다는 믿음을 말한다. 직업적 자기효능감 혹은 역할 수행의 영역은 일, 대인관계, 조직 등인데 Cherniss(1993)는 특히 조직에 중요한 영향을 미친다고 주장한다.

. . . .

1) Maslach의 3개 차원 소진
  1. 정서적 고갈(remotional exhaustion)
  2. 비인격화(depersonalization)
  3. 개인 성취감 감소(diminished personal accomplishment)
  • 고갈, 비인격화는 일의 과부화와 사회적 갈등으로 나타남. 성취 감소는 자원 부족 시 나타남.

4

사회적 문제로서의
번아웃

번아웃은 개인, 개인 간 혹은 조직 차원의 문제를 넘어 사회 전체적인 손실을 초래한다. 왜냐하면 번아웃 증후군은 전이되어 확산되기 때문이다. 또한 번아웃 현상은 연령, 직종, 상황 등에 관계없이 나타날 뿐만 아니라 그 강도가 점차 커지고 일반화 되어가고 있다.

1) 번아웃 증후군의 일반화

번아웃 증후군은 '팝pop 심리학'으로 불릴 정도로 이미 1990년부터 사회의 보편적 현상으로 인식되어 왔다. 미국의 경우 근로자의 75% 정도가 자신의 직무가 스트레스를 주며 심리적 압박을 가중시킨다고 생각하는 것으로 보고되고 있다(ILO, 1993). 더 나아가서 미국산업은 근로자들의 미출근으로 연간

5억 5,000만 개에 달할 정도의 일감을 잃게 되는데 이 중 약 54%가 스트레스 관련 이유 때문이라고 한다(Elkin & Rosch, 1990). 영국의 경우는 병가로 인한 근로자 미출근의 30% 내지 40%가 정신적인 질병에 기인하는 것으로 나타났다(O'Leary, 1993). 15개 유럽연합 회원국에서 16,000명의 근로자들을 대상으로 한 연구(Paoli, 1997)에서도 약 29%가 자신의 업무가 건강에 부정적 영향을 미치는 것으로 응답하였다. 건강문제는 주로 허리통증(30%), 압박감(28%), 전반적 피로감(20%) 순으로 나타났다.

최근의 통계를 보면 2017년 미국 종업원의 경우 응답자의 11%가 번아웃을 경험하고, 25%가 신체적 및 감정적인 에너지가 고갈되는 느낌을 가지고 있다고 한다(https://www.statista.com). 한국의 경우에도 2016년 19-59세 남녀 직장인 1,000명을 대상으로 한 조사에서 전체의 32.2%가 자가평가를 한 결과, 번아웃에 해당한다고 응답하고 있다(〈그림 1-1〉, 마크로밀 엠브레인, 2016). 성별로는 남성(28%)에 비해서 여성(36.4%)이 높고, 연령별로는 30대가 44.8%로 가장 높으며 취업 초기인 20대도 38.8%로 나타났다.

1장

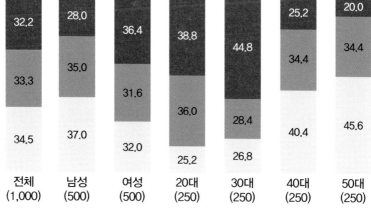

자료: 마크로밀엠브레인(2016)

(Base: 전체, N = 1,000명, 단위: %)

〈그림 1-1〉 한국 직장인의 번아웃 자가진단 현황

2) 근로자의 정신적 건강 악화

산업화된 대부분의 국가에서 근로자들의 정신건강 상태는 점차 악화되고 있다. 이는 기본적으로 직무와 관련된 번아웃 증후군이 나타난 결과로 볼 수 있다. 〈그림 1-2〉의 그래프는 이를 잘 보여주고 있다. 〈그림 1-2〉에서 보는 바와 같이 유럽 국가들(호주와 미국 포함)에서 장애급여 신청자 중 정신질환의 비율이 1990년대 중반보다는 2000년대 초반에 커졌고, 2000년대 초반보다는 최근에 더 증가하고 있다. 덴마크는 최근 약 41%로서 가장 높고 영국, 네덜란드, 스웨덴, 스위스, 오스트리아,

벨기에, 호주, 노르웨이 순으로 이어지고 있다. 미국은 2000년
대 초반에 비해 최근에는 낮아진 것으로 나타났지만 약 28%로
여전히 높은 수준이다. 〈그림 1-3〉의 그래프는 사회급부 수급
자 중 정신질환의 비중을 보여준다. 그림을 보면 병가로 인한
사회급부 수급자 중 절반 이상이 정신질환으로 인한 것으로 나
타나고 있다. 장애, 실업, 사회부조 등 다른 이유로 인한 사회
급부에서도 약 30~50%가 정신질환에 기인한 것으로 조사되
었다.

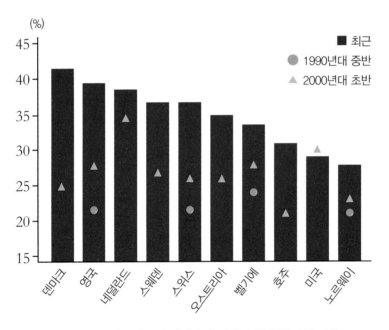

〈그림 1-2〉 유럽국가들의 장애급여 신청자 중 정신질환 비율

자료: OECD(2015)

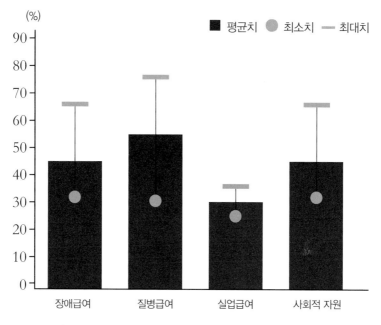

〈그림 1-3〉 유럽국가들의 사회급부 수급자 중 정신질환 비율

자료: OECD(2015)

3) 사회적 비용

번아웃된 근로자들의 생산성 수준은 떨어진다. 그들은 자신의 직장에서 최선을 다하지 않고 소극적이며 심지어 냉소적인 태도를 취하기 때문이다. 따라서 사회 전체적으로 엄청난 비용을 발생시킨다. 이는 이미 1992년 ILO가 예측했던 현상이다. ILO(1992)는 '스트레스의 글로벌화globalization of stress'라는 용어를 언급하면서 직무적인 번아웃이 근로자와 기업뿐만 아니라, 사회 전체적인 문제가 될 것이며 번아웃의 경제에 대한 부정적

영향이 커질 것으로 예측하였다.

Bretland와 Thorstiensson(2015)에 따르면 전 세계적으로 번아웃된 근로자들이 초래하는 비용은 연간 약 3,000억 달러에 달하는 것으로 추산되고 있다. 이는 주로 미국, 영국, 호주, 캐나다, 독일, 일본 등 선진국에서 나타나지만, 인도, 중국 등 개발도상국에서도 관찰되고 있다. 대략적으로 미국은 연간 2,000억 달러, 호주는 연간 1,200만 달러로 추산되고 있다.

5

번아웃의 접근방법 및
연구동향

   1970년대 미국에서 프로이덴버거Freudenberger에 의해서 소개된 번아웃 증후군은 처음에는 하나의 병리적 현상으로, 치료되어야 하는 사회적 문제로서 다루어졌다. 그 후 미국의 심리학자인 매슬랙Maslach과 그녀의 동료들에 의해서 번아웃 현상은 학문적 연구대상으로서 자리 잡아오고 있다. 따라서 번아웃에 대한 접근방법은 임상적 접근법과 학문적 접근법으로 구분하여 볼 수 있다.

1) 임상적 접근방법

   번아웃의 개념이 등장한 초기에 진행된 연구는 번아웃 증후군 혹은 신드롬에 대한 임상적인 증상을 설명하는 데 초점이 맞추어져 있었다. 이에 따라 한 개인의 소진exhaustion 상태에서 두통, 소화불량, 불면증, 호흡곤란 등 신체적인 문제를 주로 다루었다. 특히 의학적 관례에 따라서 번아웃 신드롬에 속하는 증상들을 유형화하거나 혹은 그룹화하여 분류하였다. 예를 들어, Freudenberger(1974)는 번아웃 증후군을 신체적(예: 두통) 및 행동적 증상(예: 마약 사용)뿐만 아니라, 정서적(예: 우울), 인지적(예: 냉소적 태도), 그리고 동기부여적 증상(예: 풍기문란) 등으로 구분하였다.

초기 연구방법은 주로 일화적이었으며, 연구대상은 교사, 사회복지사, 간호사, 외과의사, 관리자 등으로부터 약사, 소방관, 도서관 사서 등으로까지 광범위하였다. 이러한 연구결과에 힘입어 번아웃 현상이 매스컴에서 다루어지는 등 사회 전반에 걸쳐 하나의 유행처럼 회자되었다.

오늘날 임상적 접근방법은 초기에 비해서 상대적으로 크게 위축되었다. 하지만 아직도 임상적 접근방법을 활용한 연구결과들이 이어지고 있다. 예를 들어, Figley(1995)는 『열정피로 Compassion Fatigue』라는 책에서 극단적인 트라우마를 가진 환자들을 치료하는 전문가들이 경험하는 2차적인 트라우마 스트레스를 분석하고 있다. 앞에서 소개한 이진희 저『나는 오늘도 소진되고 있습니다』(2017)도 임상적 접근법을 활용하는 연구결과로 볼 수 있다. 이 책에서 저자는 한의사로서 번아웃 증후군을 소개하고 번아웃을 예방하고 치료하는 한의학적 방법들을 구체적으로 제시하고 있다.

2) 학문적 접근방법

미국에서 번아웃 증후군이 사회적으로 널리 회자되었지만 번아웃의 개념에 대한 혼동이 나타나고 임상적 접근방법의 한계가 드러나면서 학문적인 접근방법이 등장하기 시작하였다. 이 작업은 주로 심리학자인 매슬랙Maslach과 파인스Pines, 그리고 일련의 동료들에 의해서 이루어졌다. 그러나 이들의 노력도 처음에는 많은 어려움을 겪었다고 한다. 예를 들어, 매슬랙이 자신의 연구결과인 MBIMaslach Burn-out Inventory 관련 논문을 한 저널에 투고하였지만 저널 편집자로부터 이른바 '팝pop 심리학' 분야의 논문은 게재하지 않는다는 답을 받았다고 한다(Maslach & Jackson, 1984). 현재 MBI는 번아웃에 대한 실증연구의 가장 중요한 분석수단으로 자리 잡고 있다. 매슬랙의 주요 저서로는 『The Truth of Burn-out(1997)』, 『Burn-out: The Cost of Caring(2003)』, 『Banishing Burn-out(2005)』 등이 있다. 연구대상은 초기에 주로 건강돌봄이에 초점을 맞추었으나 점차 교사, 사회복지사, 경찰관, 교도관 등 휴먼서비스를 제공하는 직종으로 확대되었다. 이와 같은 매슬랙과 동료들의 사회심리학적 연구는 번아웃 증후군에서 개인적인 특성을 강조하는 임상적 접근법과는 대조적으로 번아웃의 개인 간 관계에 초점을 맞춘다(Maslach, 2016).[2]

. . . .

2) 80년대 이후 Maslach와 Cherniss가 소진의 학문적 개념 발전

이와는 별도로 Cherniss[1980a, 1980b], Gloembiewski et al.[1986] 등은 번아웃 증후군의 진행과정에서 조직적 환경의 중요성을 강조하였다. 조직심리학적 연구는 과학자 사회를 비롯하여 관리자, 경영자, 정책입안자, 조직컨설턴트 등의 관심사를 다루는 측면에서 번아웃을 분석한다. 따라서 조직심리학적 연구는 학문영역으로 봐서는 경영학의 인적자원관리, 조직심리, 조직행동 분야에서 진행되고 있다.

3) 번아웃에 대한 연구동향

앞에서 언급한 바와 같이 번아웃에 대한 연구는 미국을 비롯한 국외에서 활발히 진행되어 왔다. Schaufeli et al.[2019]에 따르면 〈그림 1-4〉에서 보는 바와 같이 번아웃에 관련 연구논문이 2000년 이후에 크게 증가하여 왔고, 현재는 연간 400편 이상의 논문이 학술지에 게재되고 있다. 이렇게 된 배경에는 매슬랙의 학문적 및 실무적 기여도를 빼놓을 수 없을 것이다. 대부분의 연구들은 매슬랙이 개발한 번아웃 자가진단지표인 MBI-GS[3]Maslach Burn-out Inventory-General Survey(1996)를 실증연구의 기본적 수단으로 활용하고 있기 때문이다. 연구내용을 보면, 직

....

3) MBI-GS: 초기 휴먼 서비스의 제한 영역에서 다양한 직업 연구 · 소진 개념을 전문적 심리학 이론과 연결(schaurel;et al, 2003)

종별 번아웃 증후군 연구를 비롯하여 번아웃 증후군의 원인 분석, 번아웃 현상과 직무스트레스의 관계 등 다양하게 진행되어오고 있다. 특히 매슬랙은 해외 연구자 네트워크를 구성하여 번아웃 현상의 국가 간 차이에도 관심을 기울이고 있다.

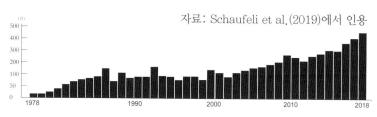

자료: Schaufeli et al.(2019)에서 인용

주: PsyINFO에서 '번아웃'이 포함된 학술지 게재논문으로
영문으로 집필된 것만 포함. 총 논문수는 5,690건임.

〈그림 1-4〉 번아웃에 대한 국외 연구논문 증가 추이

국내의 경우에도 번아웃에 대한 연구가 2000년대 중반 이후 지금까지 활발히 진행되어 왔다. 〈그림 1-5〉에서 보는 바와 같이 번아웃에 대한 석박사 학위논문과 한국연구재단 등재(후보)지 게재논문이 2005년부터 증가하기 시작하여 2019년 현재 각각 202편과 177편을 기록하고 있다.[4]

. . . .

4) 석박사 학위논문은 등재(후보)지 등에 다시 게재되는 경향이 있기 때문에 통합하지 않고 별도로 나타내었음.

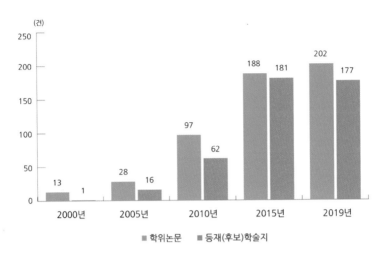

(건)

자료: 국회도서관 DB에서 제목에 '소진(burn-out)'이 포함된 논문들을 추출함

〈그림 1-5〉 번아웃에 대한 국내 학위논문 및 연구논문 증가 추이

　학위논문과 학술지 게재논문의 연구주제는 주로 번아웃과 관련된 직무심리적 요인과 직종별 번아웃 현상으로, 번아웃의 원인에 대한 분석은 찾아보기 어렵다. 또한 매슬랙이 구축하고 있는 국제적 연구네트워크에 한국을 대표하는 연구자가 없는 상황이다Editorial: A special milestone for burn-out research. Burn-out Research, 3, 2016.

　최근 박수정 외(2017)가 문헌고찰을 통해 번아웃 증후군에 대한 연구동향을 밝혀서 흥미롭다. 이 연구에서는 2007년 1월부터 2017년 3월 사이에 SSCI 혹은 KCI 저널에 게재된 129편(국외 35편, 국내 94편)의 논문들을 대상으로 분석을 시도하였다. 분야별로 보면 〈그림 1-6〉에서 보는 바와 같이 경제경영학 관련 학술지에 게재된 논문이 28편(29.8%)으로 가장 많고, 관광학과

교육학 관련 학회지 각각 13편(13.8%), 사회심리과학 관련 학술지 11편(11.7%) 순으로 나타났다.

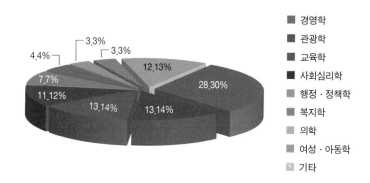

자료: 박수정 외(2017)를 토대로 작성

〈그림 1-6〉 학문별 국내 연구논문 비중(총 94개 논문)

국외의 경우에는 〈그림 1-7〉에서 보는 바와 같이 선정된 총 35편 중 의약학(단독) 관련 학술지가 22편(62.9%)으로 가장 많았고, 의약학(복합) 관련 학술지가 11편(31.5%), 사회심리학 관련 학술지 1편(2.9%) 순으로 이어졌다. 요약하면 번아웃에 대한 연구는 국내에서는 경제경영 관련 분야에서 주로 이루어지고 있는 반면에 국외에서는 의학과 관련된 분야에서 집중적으로 진행되고 있다.

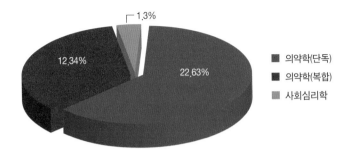

12.34%

22.63%

1.3%

자료: 박수정 외(2017)를 토대로 작성

〈그림 1-7〉 주요분야별 외국의 연구논문 비중(총 35개 논문)

책의 구성

6

번아웃은 심리학뿐만 아니라 의학, 정신의학, 경영학, 사회학 등 모든 연구 영역에서 관심사로 부각되고 있다. 따라서 이 모든 학문을 아우르는 학제 간 연구를 필요로 한다.

본서는 『번아웃: 이론, 사례 및 대응전략』이라는 책명에서 알 수 있듯이 독자들이 번아웃에 대해서 쉽게 이해할 수 있도록 번아웃에 대한 기초적이며 일반적인 내용을 담고 있다. 특히 저자가 치과의사이자 경영학도로서 경험한 바를 적절한 부분에서 설명하고자 하였다.

이 책의 구성은 매우 간단하다. 번아웃의 원인과 결과 그리고 이에 대한 대처 방안이라는 큰 틀 속에서 추가적으로 번아웃의 증상을 유형화하고, 번아웃 이론을 소개하였으며, 번아웃의 측정문제를 다루었다.

책은 모두 9개 장으로 구성되어 있고 각 장별 주요 내용은 다음과 같다. 제1장 서론에서는 번아웃 문제가 사회적으로 부각된 배경을 설명하고, 번아웃에 대한 접근방법 및 연구동향을 소개한다. 제2장에서는 번아웃과 관련된 다양한 증상들을 열거하고 이를 유형화한다. 제3장에서는 번아웃의 개념 문제를 다루고 나름대로 번아웃을 정의한다. 제4장에서는 기존 연구에서 소개된 다양한 번아웃 이론을 정리하여 소개한다. 제5장에서는 번아웃의 원인을 사회문화적 요인, 개인특성적 요인, 그리고 상황적 요인으로 나누어 설명한다. 제6장에서는 번아웃이 초래하는 결과를 신체적, 심리적, 직무 및 조직 차원에서 각각 분석하고, 제7장에서는 전염병처럼 번지는 번아웃의 전이현상을 가족, 일터, 그리고 사회 차원에서 다룬다. 제8장에서는 번아웃의 측정 및 진단 문제를 다루고, 마지막으로 제9장에서는 번아웃에 대한 대처방안을 개인적 차원, 개인 간 차원, 조직 차원으로 나누어 각각 진단, 예방, 치료, 재활 측면에서 살펴본다.

번아웃의
증상

이 장에서는 번아웃으로 나타나는 다양한 증상들을 개인적 차원,
개인 간 차원, 조직 차원으로 나누고 각각에 대해서 다시 생리적
증후군, 심리적 증후군, 행동적 증후군으로 분류한다. 덧붙여 의
사들을 대상으로 번아웃의 증후군을 사례로 소개한다.

"대기업 홍보실에서 부장으로 근무하는 이○○ 씨는 45세로 회사 안팎에서 실력을 인정받는 엘리트다. 굵직굵직한 홍보를 성공적으로 진행하면서 입사 시절부터 모든 이에게 존경과 부러움을 받고 있었다. 올해 말 임원 승진을 앞두고 있다. 상사, 부하직원과 관계도 좋아 사내에서는 21세기 소통의 아이콘으로 통하는 사람이었다.

그러던 어느 날 이○○ 씨는 갑자기 변하기 시작했다. 부하직원의 작은 실수에도 지적을 하며 **호통**을 치고, 매사에 **짜증**을 냈다. 상사의 호출에 사장실로 향하는 그의 얼굴은 예전과 달리 **수심과 피로**로 가득하다. 매사에 **신경질적이고 자신감이 없고 불안하고 무기력**하다. 항상 어디로든 떠나고 싶다고 말하곤 하였다. 한 번도 잊어본 적이 없던 약속을 최근엔 새까맣게 까먹는 **치매 증세와 불면증**까지 나타났다. 모임도 나가기 싫어서 모든 **관계를 청산**했다. 결국 정신과 병원을 찾았다. 병명은 바로 번아웃이었다."

이 이야기에서 우리는 왜 이○○ 씨가 갑자기 변했는지 알 수 없다. 하지만 분명한 것은 이○○ 씨의 감정상태가 매우 부정적인 용어들로 표현되는 증상을 보이고 있다는 것이다. 고딕체로 표시해 놓은 호통, 짜증, 수심, 피로, 신경질적, 자신감이 없고, 불안, 무기력, 치매, 불면증 그리고 관계 청산 등의 용어들이 그것을 입증해 준다. 이○○ 씨는 광범위한 번아웃 증상들을 보이지만, 무엇보다도 그는 자신감이 없고 무기력하게 되었다. 그렇다면 일반적으로 나타나는 번아웃 증상은 무엇일까? 이에 대해서 대답해 보고자 한다.

번아웃 증상의
유형화

　번아웃의 증상들은 매우 다양하다. Freudenberger(1974) 이후에 많은 번아웃 증상들이 소개되어 왔다. 예를 들어, Carroll and White(1981), Einsiedel and Tully(1982), Cherniss(1987), Cordes and Dougerthy(1993) 등의 연구에서는 여러 가지 번아웃 증상들이 열거되고 있다. Cherniss[1](1987)의 경우에는 〈표 2-1〉에서 보는 바와 같이 28가지의 번아웃 증상들이 소개되고 있다.

. . . .

1) Cherniss(1980)는 소진을 상태중심 정의와 달리 과정중심으로 점진적 역동과정으로 진행된다고 말했다. 과도한 직무요구에 의한 스트레스에서 회피와 철수의 방어전략이 촉진된다고 했다.

〈표 2-1〉 Cherniss(1987)에 의한 번아웃의 증상 및 증후

자료 : Cherniss(1987). 이명호(2015)에서 재인용

1. 매일 출근하는 데 대한 높은 저항	15. 고정된 듯한 느낌
2. 낙오자가 된 느낌	16. 고객에 대해 냉소적임
3. 분노와 원한	17. 규정대로만 따라 하기
4. 죄책감	18. 불면증
5. 단념과 무관심	19. 동료와의 업무적 토론 회피
6. 비관주의	20. 편견
7. 고립과 허탈감	21. 정신안정제와 같은 행위 통제수단의 과다사용
8. 하루 종일 피곤함을 느낌	22. 잦은 감기 또는 독감
9. 자주 시계를 쳐다봄	23. 잦은 두통과 소화 장애
10. 퇴근 후 심한 피로	24. 사고의 경직과 변화에 대한 저항
11. 고객에 대한 긍정적인 느낌의 상실	25. 의심 및 편집증
12. 고객과의 접촉을 머뭇거림	26. 마약의 과도한 복용
13. 고객을 상투적으로 대함	27. 부부 및 가족과의 갈등
14. 집중력 또는 청취력 저하	28. 잦은 결근

Cheniss(1997)는 그간 거론되어온 132개에 달하는 번아웃 증상을 소개하였다. 그는 걱정anxiety부터 열정의 부족lack of zeal에 이르기까지 모든 증상들을 열거하고 있다. 우리는 번아웃 증상을 보다 체계적으로 이해하기 위하여 이들을 유형화하고자 한다.

번아웃의 증상

〈표 2-2〉에는 번아웃 증상을 유형화하는 틀을 제시해 놓았다. 먼저 번아웃 증상이 개인적 차원, 개인 간 차원, 그리고 조직 차원에서 다르게 나타난다는 점에 착안하여 이를 종축의 기준으로 삼는다. 횡축에서는 번아웃 증상을 심리적 증상, 신체적 증상, 행동적 증상, 동기적 증상으로 구분한다. 따라서 우리는 번아웃 증상을 개인적 차원에서의 심리적 증상부터 조직 차원에서의 동기적 증상까지 모두 12개의 유형으로 파악할 수 있다.

〈표 2-2〉 번아웃 증상의 유형화

	심리적 증상	신체적 증상	행동적 증상	동기적 증상
개인적 차원				
개인 간 차원				
조직 차원				

〈표 2-3〉에는 132여 개에 달하는 번아웃 증상들을 〈표 2-2〉에서 설정한 유형화의 틀에 따라서 분류해 놓았다.

<표 2-3> 유형화에 따른 번아웃 증상 분류

	심리적 증상	신체적 증상
개인적 차원	우울한 기분 울고 싶은 마음 감정적 소진 변화무쌍한 기분 감정통제 불능 이유 없는 공포감 긴장감 증가 걱정 무력감 의미와 희망의 상실 갇혀있다는 느낌 패배주의 불만족감 자존감의 부족 자기도취 죄의식 자살에 대한 생각 집중력 부족 기억력 상실 복잡한 일에 대한 난감함 경직화된 생각 결정장애 공상과 환상 주지화(지성으로 감성을 분리) 고독감 좌절감	두통 구역질 현기증 불안 신경경련 근육통 성적 문제 수면장애(예: 불면증, 나쁜 꿈 꾸기, 과도한 수면) 급격한 체중 변화 식욕부진 숨 가쁨 월경 전 긴장 고조 월경불순 누적된 피로 신체적 소진 과호흡 신체허약 궤양 위장장애 관상동맥병 빈번한 감기 잠재적 장애의 발병(예: 천식, 당뇨) 위험감수 행위로부터의 부상 심장박동수의 증가 고혈압 피부트러블 증가 콜레스테롤 증가

	행동적 증상	동기적 증상
개인적 차원	과잉행동 충동행위 지연행위 과도한 소비(특히 커피, 담배, 술, 안정제, 마약 등) 과식 또는 소식 과도한 위험 감수 사고 유발 휴식활동의 포기 불평불만	열정 상실 이상주의의 상실 환멸 포기 낙심 지루함 탈선

	심리적 증상	신체적 증상
개인 간 차원	화냄 과도한 예민 냉담함 무감정 고객에 대한 감정적 관심 감소 분노감 증대 고객에 대한 냉소적 인식 고객에 대한 부정적 감정 고객에 대한 회의감 고객에 대한 인지적 관심 감소 고객을 유형화하기 경멸적인 방법으로 고객을 평가 과대망상 충만한 의로움 순교불사 적대감 과도한 의심 투사 편집증	—

	행동적 증상	동기적 증상
개인 간 차원	격렬한 행동 위협적이고 공격적인 행동 성향 고객에 대한 공격적 행동 개인 및 가족 간 갈등 유발 사회적 고립 및 물러남 고객에 대해서 거리 두기 기계적인 태도로 고객 대하기 동료들로부터 고립 혹은 과도한 유대관계 고객을 대상으로 하는 적절치 못한 유머 고객을 향해 무의미함을 표현 고객을 향해 희망 없음을 표현 시기질투 구획화	관심 및 흥미 저하 좌절과 낙담 고객에 대한 무관심 개인적 및 사회적 필요를 충족시키기 위해서 고객을 활용 과도한 개입

	심리적 증상	신체적 증상
조직 차원	직무 불만족 업무 역할에 대한 냉소주의 자신에게 감사함을 느끼지 않는다는 느낌 경영활동, 동료, 상사에 대한 불신감	-

번아웃의 증상

	행동적 증상	동기적 증상
조직 차원	낮은 업무성과 생산성 저하 지각 이직 잦은 병가 무단결근 회사재산 무단 반출 변화 거부 상사에 대한 과도한 의존 틈나면 시계 보기 과도한 규칙 고수 사고 증가 조직능력 부족 시간관리 부실	업무의욕 상실 출근하기 싫은 마음 업무착수 동기의 위축 사기저하

　각 유형에 따른 증상들은 뒤에서 자세히 설명하기로 하고, 우선 앞에서 사례로 소개한 이○○ 씨의 번아웃 증상은 〈표 2-4〉와 같이 분류할 수 있다. 이○○ 씨의 경우 개인적 차원에서의 심리적 증상은 불안과 무기력감이었고, 신체적 증상은 불면증과 치매로 나타났다. 개인 간 차원에서는 호통, 짜증, 관계청산 등 행동적 증상들이 나타났다. 조직 차원에서는 일에 대한 회피라는 동기적 증상을 보이는 것으로 판단할 수 있다.

〈표 2-4〉 번아웃 증상의 유형화(이○○ 씨의 경우)

	심리적 증상	신체적 증상	행동적 증상	동기적 증상
개인적 차원	불안 무기력증 약속 잊기	불면증 치매		
개인 간 차원			호통 짜증 관계 청산	
조직 차원				일에 대한 회피

개인적 차원에서의 증상

2

1) 심리적 증상

심리적 증상은 크게 정서적affective인 것과 인지적cognitive인 것으로 구분할 수 있다. 먼저 정서적인 측면에서 보면 번아웃을 경험하는 사람들에게서 우울하고 억압된 무드에 사로잡히는 경우를 관찰할 수 있다. 물론 이러한 무드는 빠르게 변화될 수 있지만 슬프거나 어두운 마음이 지배하게 된다. 개인의 에너지가 너무 오랜 기간 동안 사용되어져 왔기 때문에 개인들의 감정적인 자원은 탈진되어 진다. 정서적인 통제감이 감소되면서 막연한 두려움, 걱정, 긴장감 등의 조짐이 나타나기도 한다.

인지적인 측면에서 보면 번아웃된 사람들은 희망이 없고 무기력하며 어찌할 수 없다는 느낌을 가지게 된다. 때때로 자신의 마음을 통제할 수 없다는 생각에 '미치지 않을까' 하는 두려움을 갖기도 한다. 일에 대한 의미를 상실하고 환경을 바꿀 수 없을 때에는 갈 곳이 없다는 생각에 갇혀있기도 한다. 패배주의, 궁핍감, 무능력감 등으로 인하여 일과 관련된 자기효능감이 급격히 낮아진다. 예를 들어, 주변 사람들에게 종종 "나는 지금 하는 일에 능숙하지 않아"라고 말하곤 한다. 심지어 자신이 무능력자라는 생각에서 죄의식을 느끼며, 자살에 대한 생각을 키우는 경우도 있다.

더 나아가 번아웃된 사람은 특정한 인지능력 혹은 기술이 급격히 저하된다. 한 가지 일에 장시간 집중하지 못하고 약속을 빈번하게 잊거나 작은 일에 실수가 많다. 생각이 유연하지 못하여 흑백논리에 사로잡히기도 한다. 우유부단하여 의사결정을 하지 못하는 경우도 있다. 이런 경우 심리 진단사는 번아웃된 환자에 대한 처방을 쉽게 내리지 못한다고 한다. 과대망상증으로 자신의 문제를 현실적으로 풀지 못하기 때문이다.

2) 신체적 증상

번아웃으로 인한 신체적 증상은 개인적 차원에서만 나타난다. 이러한 신체적 증상들은 신체적 고통, 정신적 질병, 생리학적 반응 등 세 가지로 구분할 수 있다. 첫째, 신체적 고통으로는 두통, 구역질, 현기증, 신경통, 근육통, 허리통증 등의 현상이 나타난다. 어떤 경우에는 과호흡증후군을 호소하기도 한다. 또한 번아웃된 사람들은 성적 장애, 불면증, 과대(소)

체중, 호흡곤란 등의 증상을 경험하는 것으로 보고되고 있다. 여성의 경우에는 월경주기의 변화도 일어난다. 특히 만성적인 피로는 번아웃 증후군에서 공통적으로 거론되는 증상이다. 이와 같은 신체적인 고통은 대부분 신경쇠약 증상과도 연결되어 있다.

둘째, 정신적 질병과 관련된 신체적 증상으로는 궤양, 위장장애, 심장병 등이 있다. 만성감기 혹은 바이러스 감염도 지속되는 스트레스의 결과로 나타날 수 있다. 스트레스는 혈액에서 필요한 특정 호르몬의 수준을 낮춤으로써 면역체계를 파괴할 수 있다. 마찬가지로 천식, 당뇨병, 루머티즘 관련 병 등은 재발되어 심해지기도 한다.

셋째, 번아웃이 초래하는 생리적 반응으로는 심장박동과 맥박의 증가, 고혈압, 콜레스테롤 수치 증가 등이 있다. 번아웃된 사람의 경우 이러한 생리적 반응을 보여주는 수치들이 정상인들에 비해서 매우 높게 나타나는 것으로 실험을 통해서 밝혀지고 있다.

3) 행동적 증상

개인적 차원의 행동적인 측면에서 나타나는 증상들은 주로 각성arousal의 수준이 높아지기 때문에 나타난다. 번아웃된 사람은 어디로 가야 할지 또는 무엇을 해야 할지를 모른 채, 어떤 특정한 것에 집중하지도 못한 채, 한곳에서 그냥 과다하게 서성거리는 행동을 한다. 그들은 가능한 대안들을 신중하게 생각하기보다는 충동적이고 직접적으로 행동한다. 하지만 이와 반대로 지체하거나 의심하며 그리고 우유부단하여 어떤 일에 대해서 의사결정을 하지 못하기도 한다.

번아웃된 개인에게서 찾을 수 있는 현저한 행동적 증상에는 커피 혹은 담배와 같은 자극적인 기호품을 과다 소비하고, 알코올, 신경안정제, 마약 등을 사용하는 경향이 있다(Cordes & Dougherty, 1993). 문제는 이러한 기호품 혹은 약물과다 행동은 스트레스나 긴장을 완화시키기보다는 오히려 증가시키며 심지어 중독 혹은 남용의 상태에 이르게 한다. 즉 악순환을 초래한다.

과식 혹은 소식도 대표적인 번아웃 현상에 속한다. 약물중독과 마찬가지로 과식은 충동의 통제가 불가능하기 때문에 나타나는 증상이다. 위험에 너무 노출되는 행동도 번아웃된 사람들 사이에서 빈번히 관찰된다. 예를 들어, 과속운전, 스카이다이빙, 스킨스쿠버 등을 즐기는 사람들은 번아웃된 사람일 가능성이 높다. 이와 대조적으로 직무에 너무 시달리거나 탈진감을 느끼거나 혼자 있고 싶어서 자신의 취미생활을 모두 포기해 버리는 사람들도 번아웃될 가능성이 큰 사람들이다.

4) 동기적 증상

　개인적 차원에서 동기적 측면의 요인들은 열성, 정열, 관심 그리고 이상주의이다. 만약 어떤 사람이 번아웃되면 이러한 동기적 요인들은 사라져 버린다. 즉 좌절과 환멸 그리고 후퇴하려는 동기가 지배하게 된다. 이른바 '나이팅게일 신드롬Nightingale syndrome'이 나타난다. 흔히 플로렌스 나이팅게일 Florence Nightingale이 활약했던 크림전쟁에서 간호사들이 괴로워하며 죽어가는 병사들의 생명을 구하는 '램프를 든 숙녀'로 묘사되고 있지만, 사실 간호사들은 지루하고 관례적인 일만 되풀이하는 자신을 발견한다는 것이다. '나이팅게일 신드롬'이란 일반적으로 직업에 대한 낭만적인 이미지가 현실과 동떨어지는 현상을 말한다.

　번아웃된 사람들은 처음에 생각했던 직업에 대한 기대가 틀렸다고 느끼게 되고 좌절로 인해 당황하며 사기가 극도로 저하된다. 첫사랑의 열정이 식어져 마지막에는 사라져 버리는 것과 마찬가지이다.

3

개인 간 차원에서의 증상

1) 심리적 증상

다른 사람들과의 관계 속에서 번아웃된 사람들은 정서적인 측면에서 볼 때 화가 나 있거나 과도하게 예민한 심리상태를 보인다. 뿐만 아니라 정서적으로 매우 차갑거나 감정이 없는 상태에 놓이기도 한다. 감정적으로 통제력이 약화되기 때문에 화가 폭발하기도 한다.

인지적인 측면에서는 상대방, 특히 자신의 서비스를 제공받는 사람에 대한 개입의 수준이 크게 낮아진다. 간호사인 경우에는 환자에 대한 관심이 저하되는 현상이다. 이 결과로 상대방에 대한 부정적 마음, 비관주의, 동정심 결여, 고정관념에 사로 잡혀서 상대방을 냉소적으로 대하거나 인간적으로 대하지 않는 증상을 보이게 된다. 간호사인 경우에는 환자의 이름을 부르기보다는 '몇 호실 입원환자' 등으로 호칭하는 경우이다.

의사들도 종종 내원한 환자들의 문제를 심각하게 생각하여 진지하게 치료하기보다는 '단순히 사소한 문제를 치료받기 원하는 사람'으로 치부하여 건성건성 대하기도 한다. 사실 의사와 환자 그리고 간호사와 환자의 관계는 관심과 이해 그리고 개입으로 시작되고 지속되기 때문에 이러한 부정적 생각이 나타난다는 사실은 매우 충격적인 사건이라고 할 수 있다. 뿐만 아니라 번아웃된 사람들은 도움을 청하는 사람들을 자신의 관점에서만 바라보게 된다. 예를 들어, 남성 경찰관의 경우 밤늦게 혼자 다니다가 성폭행을 당한 여성을 도와주어야 하지만 그 여성을 탓하는 입장을 견지하는 경우이다. 심지어 도움을 받는 사람들을 경멸하거나 고정관념화하여 바라보거나 탓함으로써 자신을 방어하는 심리적 간극 현상도 나타난다. 교사들이 고정관념을 가지고 자신의 학교 학생들이 우둔하다고 생각하는 것, 변호사가 난처한 상황에 처한 사람을 탓하는 것, 교도관이 수감자들을 경멸하는 것 등이 이러한 예에 속한다.

2) 행동적 증상

개인 간 차원에서 나타나는 행동적 증상은 두 가지로 구분할 수 있다. 하나는 공격적인 성향 심지어는 파괴적인 성향을 수반한 행동이다. 이는 번아웃된 사람은 충동을 통제하는 능력이 약화되기 때문에 나타난다. 다른 사람에게 갑자기 화를 내거나 문을 쾅 닫거나 소리를 지르기도 한다. 이러한 행동은 직장에 있는 사람이나 그렇지 않은 사람이든지 간에 상관없이 나타날 수 있다. 흔히 "나는 그렇게 행동하는 사람은 아닌데…"라고 생각하면서도 공격적인 행동을 표출한다. 특히 다른 사람을 도와주는 직업을 가진 사람들이 공격적인 행동을 나타내면 부적절하고 전문성이 떨어지는 행동으로 간주된다.

다른 하나는 사회적인 고립이나 사회로부터 탈출하는 행동이다. 번아웃된 사람은 주로 이러한 행동을 보인다. 직장에서 일과 관련하여 다른 사람과의 접촉을 최대한 회피하려 하고 자신을 고립시킨다. 예를 들어, 간호사라면 환자들과 함께 있기보다는 사무실에서 혼자 있는 시간을 많이 갖는 경우이다. 앞의 사례에서 소개한 이○○ 씨도 "항상 어디로든 떠나고 싶다"고 말하며, 실제로 다른 사람들과의 관계를 모두 청산하였다. 특히 자신이 도와주는 상대방에 대한 개입의 수준이 낮아진다. 처음에 갖고 있던 열정과 힘은 사그러져 상대방을 기계적으로 대하거나 관계를 멀리하려고 한다. 이른바 '존웨인 신드롬John Wane Syndrome'을 표출한다. 사실과 다르게 센 척하며 혼자서 해결할 수 있는 것처럼 가장하는 행동이다. 다른 사람이 승진하거나 잘되면 이를 질투한다. 또 자신은 항상 남보다 뒤처져 있고, 아무도 자기의 입장과 처지를 이해하지 못한다고 생각한다. 이 결과로 다른 사람과의 갈등이 빈번히 표출된다. 번아웃된 사람은 가정에서도 고립 혹은 탈출의 행동을 표출한다. 배우자나 자녀들과의 대화나 돌봄을 회피하고 오히려 갈등을 유발한다. 실제로 Jackson & Maslach(1982)은 번아웃을 경험한 사람은 친구 및 가정에서 친교활동이 줄어드는 것으로 보고하고 있다. 더 나아가 자신의 번아웃 행동이 다른 사람에게 전이될 것이라는 생각에서 직장과 가정에서의 생활을 완전히 분리하여 행동하기도 한다.

3) 동기적 증상

개인 간 차원에서 나타나는 동기적 증상은 동기적 위기motivational crisis 때문에 나타난다. 동기적 위기는 좌절감과 무관심을 초래하고 도움을 요청하는 상대방이 가지는 진정한 관심을 중요시하지 않는다. 개인 간 차원에서 번아웃된 사람들은 도움과 지원 그리고 관심과 자문을 구하는 상대방에 대해서 '피곤하고 아프다'라는 생각을 갖는다. 자신을 '돼지에게 진주를 던지는 사람'으로 생각하는 교사들, 어디에서도 도움을 받지 못하는 사람을 자신만이 도와준다고 생각하는 사회복지사들은 번아웃된 사람들이라고 할 수 있다. 물론 이들도 처음에는 직업에 대한 환상 그리고 열정을 가지고 일을 시작한다. 하지만 점차 동기부여의 정도가 약화되거나 부적절하게 된다. 특히 처음에 너무 격정적으로 상대방에 대해 관심과 도움을 주게 되면 빨리 번아웃되어 좌절감과 환멸감으로 이어지는 경우가 많다.

4

조직 차원에서의
증상

1) 심리적 증상

조직 차원에서 번아웃된 사람들은 정서적인 측면에서 볼 때 직장에서 불안감을 느끼기 때문에 무엇보다도 직무에 대한 만족감이 크게 떨어지게 된다.

인지적 측면에서는 고객에 대해서뿐만 아니라 조직의 동료나 상급자에 대해서도 적대감과 회의감 그리고 분노를 표출한다. 또한 조직원들의 좌절과 걱정은 다른 사람들에게 전이되며, 편집증이 심해지기도 한다. 더 나아가 번아웃된 조직원은 개인적인 성과가 낮아지며 이에 따라 일 역할에 대해서 냉소적인 태도가 나타난다. 예를 들어, "나는 이와 같은 관료주의 조직에서는 제대로 된 어떤 일도 할 수 없다" 등의 말을 하기도 한다. 이들은 자신의 회사나 동료들이 표현하는 감사의 마음도 받아들이지 않는다. 조직에 대한 관심을 접으며 매우 냉소적인

태도를 나타낸다. 궁극적으로 경영진, 관리자, 동료들에 대한
불신을 표출한다.

2) 행동적 증상

조직 차원에서 번아웃 현상의 행동적 측면은 무엇보다도 낮은
효율성efficiency과 적절하지 못한 효과성effectiveness으로 특징지어진다.
이런 결과 대부분의 고객들은 기업의 서비스에 대해서 불만족하다
고 느낀다. 업무를 처리하는 데도 엄청난 시간이 걸리기 때문이다.

조직원의 성과는 양적으로뿐만 아니라 질적으로도 악화
된다. 실수하는 빈도가 많아지며 일이 정확하게 처리되지 않
는다. 예를 들어, 병원 조직의 경우 환자들이 잘못 처방을 받
거나 환자에 대한 기록이 제대로 유지되지 않는다. 조직원들
의 지각, 이직, 병가, 결근 등과 같은 행동은 조직에 대한 헌신
의 정도가 낮아졌다는 사실을 보여준다. 이러한 행동들은 조직
에 대해 느끼는 불공정성과 분노에 의해서 유발된다. "나는 회
사를 위해서 온 힘을 다해 일했는데, 회사는 나에게 이렇게 대
할 수 있나?"라는 생각이다. 이로 인해 늦게 출근하기, 조기에
퇴근하기, 아프지도 않은데 병을 핑계로 출근하지 않기, 심지
어 이직하기 등의 행동을 통하여 회사가 자신에게 해주지 못한
것에 대해서 보상을 받으려 한다. 근무 중에 빈번하게 시계 보
는 것, 감독자에게 과도하게 의존하는 것, 변화에 대해서 극단

적으로 거부하는 것, 규정대로 일하는 것 등의 행동은 낮아진 조직에 대한 헌신도에 기인한다. 신입사원 시절에는 효율적 및 효과적으로 잘 업무를 수행해 왔더라도 일정 시점에서 앞에서 열거된 부정적인 행동을 보여준다는 점에서 이해하기 어려운 현상이다.

실증적 연구에서도 이러한 조직 차원에서 번아웃 행동이 확인되고 있다. De Croon et al.(2004)은 직무에 있어서 번아웃과 좌절을 느끼는 종업원은 무단결근을 자주 하며 이직할 가능성이 높은 것으로 보고하고 있다. 간호사를 대상으로 연구한 Stordeur et al.(2001)은 번아웃이 간호의 질을 저해하고, 결근율을 증가시켜 결국에는 이직을 유발한다고 하였다.

3) 동기적 증상

일반적으로 조직에 속한 사람들은 충성심과 헌신의 정신을 가지고 열심히 그리고 효율적으로 일하는 것이 정상이다. 하지만 번아웃된 조직원은 불행하게도 많은 경우 그렇지 못하거나 심지어 이에 역행하는 조짐을 발견할 수 있다. 즉 조직 차원에서 동기적으로 번아웃이 된다. 이들은 직무에 대한 동기부여가 미흡하기 때문에 일하기를 꺼려한다. 특히 전문성을 바탕으로 한 주도권을 전혀 발휘하지 않는다. 더 나아가 사기가 저하되어 심지어는 사직으로까지 이어지기도 한다.

5

사례연구:
의사들의 번아웃 증상

의료계통의 직업에 종사하고 있는 저자는 주위 의료인이 겪는 다양한 번아웃 현상을 관찰하였다. 의료인에 대한 번아웃을 연구하는 기회를 갖게 되면서 번아웃 증상들을 구체적으로 파악하였다. 연구(이명호, 2015)의 결과를 소개하고자 한다.

1) 연구개요

연구대상은 의료종사자들이며 스트레스와 직무번아웃 현상을 현상학적 접근방법을 활용하여 분석하였다. 현상학은 살아 있는 인간 경험을 기술하는 것이며, 대상자의 실재에 총체적인 접근을 요구한다. 현상학의 목적은 인간에 대한 이해의 증진으로 명상적인 사고를 기초로 행동의 본질을 설명하는 것이다 (Omery, 1983). 현상학적 전통은 각자의 삶과 경험과 자신의 '생활 세계' 안에서 목적을 이해하려고 노력한다. 즉 현상학은 사물이나 인간의 현상과 외양에 대한 연구를 통해 그들의 본질을 발견하는 것이 궁극적 목적이다.

연구에 참여한 사람들은 진료경력이 10년 이상 되었으며 연구에 참여하기로 동의한 의사를 대상으로 했다. 내용은 직무번아웃 의미와 효능감 향상을 위한 만남, 자신을 찾는 여행(말투, 얼굴표정, 행동 돌아보기)과 일의 의미, 가족, 직장동료, 대인관계 생각하기, 종교 등의 내용이다.

질문의 형태로는 의료인으로서 "본인의 직무번아웃 현상을 느끼시나요?", "본인의 직무번아웃으로 인한 육체적 혹은 정신적 현상에 대하여 이야기해 주세요.", "본인의 직무번아웃에 대한 본인의 말투, 표정, 행동은 어떤가요?", "본인의 직무번아웃으로 본업적인 일은 어떠한가요?", "본인의 직무번아웃에 따른 환자와 관계는 어떠한가요?", "본인의 직무번아웃에 의한 가족관계에서 나타나는 현상은 어떤가요?", "본인의 직무번아웃에 의한 직장 내 직원, 또는 상사와의 관계는 어떤가요?", "본인의 직무번아웃에 의한 직장 외의 대인관계는 어떤가요?", "본인의 직무번아웃 현상에 대한 대처는 어떻게 하나요?", "자기효능감을 느끼시나요?" 등등이었다. (〈표 2-5〉 참조)

〈표 2-5〉 번아웃 증상 및 징후에 관한 질문지

1. 매일 출근하는 데 대한 높은 저항을 느끼십니까?

2. 낙오자가 된 느낌이 있습니까?

3. 분노와 원한을 느끼십니까?

4. 죄책감을 느끼십니까?

5. 단념과 무관심이 있으십니까?

6. 비관주의이십니까?

7. 고립과 허탈감을 느끼십니까?

8. 하루 종일 피곤함을 느끼십니까?

9. 자주 시계를 쳐다보십니까?

10. 퇴근 후 심한 피로감을 느끼십니까?

11. 고객에 대한 긍정적인 느낌의 상실이 있으십니까?

12. 고객과의 접촉을 머뭇거리십니까?

13. 고객을 상투적으로 대하십니까?

14. 집중력 또는 청취력이 저하되십니까?

15. 고정된 듯한 느낌을 받으십니까?

16. 고객에 대해 냉소적입니까?

17. 규정대로만 따라 하십니까?

18. 불면증이 있으십니까?

19. 동료와의 업무적 토론을 회피하십니까?

20. 편견이 있으십니까?

21. 정신안정제와 같은 통제수단을 과다사용하십니까?

22. 잦은 감기 또는 독감에 걸리십니까?

23. 잦은 두통과 소화 장애가 있으십니까?

24. 사고의 경직과 변화에 대한 저항이 있으십니까?

25. 의심 및 편집증이 있으십니까?

26. 마약의 과도한 복용을 하십니까?

27. 부부 및 가족과의 갈등을 느끼십니까?

28. 잦은 결근을 하십니까?

2) 연구결과

　위의 질문들로 실시한 인터뷰에서 얻은 진술을 스트레스와
직무번아웃 등의 6개 주제모음으로 분류하였다.

| 주제모음 1 | 스트레스 - 생리적 증상

이 주제모음은 '스트레스로 인한 다양한 생리적 증상'의 주제로 구성되었다. 스
트레스로 인한 피곤함, 두통, 무기력감, 의기소침, 불면증을 경험하고 소화장애,
감기, 편두통, 대상포진과 불면증으로 인한 늦은 기상의 악순환을 겪고 있다는
내용이다. 진료에 들어가기 전 느끼는 부담감으로 진료 한두 시간 전 느껴지는
두통이 한 달에 1, 2회 정도 반복된다고 진술한 이도 있었고, 업무스트레스로 소
화장애가 2주에 한 번이나 한 달에 한 번 꼴로 나타난다고 진술한 이도 있었다.
업무스트레스로 인해 면역력이 현저하게 떨어져 대상포진이 머리 부분에 와서
안면마비와 입이 틀어지는 현상으로 고생하는 의료인도 있었다.

> "신체적으로 피곤함을 빨리 느끼는 것 같아요."
> "스트레스 받을 때 피곤함을 많이 느껴요."
> "진료 들어가기 한두 시간 전에 두통이 올 때가 가끔 있어요. 많지는 않은데
> 한 달에 1, 2회 정도?"
> "3~4년 전부터 두통, 무기력감, 의기소침, 피로감, 불면증 등 많이 느꼈어요."
> "한 2-3년 전부터 제일 스트레스가 심했어요."
> "스트레스 받으면 소화 장애, 체했다 그러잖아요? 2주에 한 번이나 한 달에
> 한 번 꼴로… "
> "작년부터 감기가 좀 자주 들더라고요."

"2~3년 전부터 편두통처럼 있었어요."

"최근 1년 전에 머리에 대상포진이 와서 안면마비와 입이 틀어지는 현상으로 고생하고 있어요."

"스트레스 많이 받고 하면 밤에 잠을 못 자서 아침에 늦게 일어나서 악순환이 반복될 때가 많았어요."

"우울증은 아닌데, 몸이 많이 힘들다, 피곤하다"… 이런 것은 자주 느끼죠.

| 주제모음 2 | 스트레스 - 심리적 증상

이 주제모음은 '스트레스로 인한 일에 대한 저항감, 구속감, 허무감'과 '스트레스로 인한 관계의 위기감'이라는 주제로 구성되었다. 먼저 '스트레스로 인한 일에 대한 저항감, 구속감, 허무감'이라는 주제에서는 스트레스로 인해 일에 대한 저항감이 생기고, 일로 인해 자유로움을 느끼지 못하며, 일에 대해서 허무감이 든다는 내용으로 마음이 불안해지며 그로 인해 밤에 잠을 제대로 자지 못하여 아침에 늦게 일어나는 악순환이 반복된다고 하였다. 이는 다시 업무에 지장을 초래하였다. 자유가 없다고 표현한 의료인은, 가족 또는 혼자 여행도 하고 싶지만 병원 문을 닫아야 하니까 용기가 나지 않는다고 했다. 아무것도 한 것이 없는데 나이만 먹고 항상 피곤하여 감정의 기복이 심하고 일 자체가 싫다고 진술한 의료인도 있었다.

'스트레스로 인한 관계의 위기감'이라는 주제에서는 직원, 환자와의 관계에서의 위기감을 살피는 내용으로 자신과 직원, 환자와의 관계는 자신의 삶의 터전인 병원에 중요한 역할을 하기 때문에 그 관계에서 위기감을 느끼고 있다고 진술한 의료인도 있었다.

"늦게 자고 아침에 일찍 눈을 뜨고 병원에 가기 싫어 이불 속에 자주 있지요."

"우리는 자유가 없어요."

"같이 여행을 가고 싶지만, 용기가 안 나요. 병원 문을 닫아야 하니깐."

"가장 큰 스트레스는 내가 하고 싶은 것을 못 한다는 것. 일정한 시간을 못 내고 있다는 것. 그게 가장 스트레스라고 생각하고 있어요."

"시간을 내서 다른 걸 하고 싶은데 시간이 없다는 게 핑계가 될지는 모르겠지만…"

"아무것도 하지 않았는데 나이만 먹었네요."

"일 자체가 싫어요."

"항상 피곤하며 감정의 기복이 심합니다."

"직원들하고 관계가 결국 환자와의 관계고, 환자와의 관계가 내 삶의 터전에 있어서 위기감을 느끼게 할 수 있기 때문에"

| 주제모음 3 | 스트레스 - 행동적 증상

이 주제모음은 '스트레스를 해소하려는 다양한 행동'과 '직장 스트레스가 가정으로 전이 혹은 직원에게 전이'라는 주제로 구성되었다. '스트레스를 해소하려는 다양한 행동'의 주제에서는 스트레스로 인해 약과 음주에 의존한다거나, 외도로 업무스트레스를 해소한다는 내용이 있었다. 즉 일을 하면서 받는 스트레스로 인해 특정 약을 꾸준히 복용하거나 일주일의 대부분 술을 마신다는 진술도 있었다.

'스트레스가 가정으로 전이'되는 주제에서는 가족에게 짜증나는 말투나 사나운 말투로 이야기하고, 잔소리를 한다며, 직장에서의 스트레스가 가정으로 전이되는 것에 대해 대부분의 의료인들이 인정했다. 이에 스트레스를 가족에게 전이하지 않으려고 노력함에도 불구하고, 어쩔 수 없는 상황에서 때때로 그런 모습이 나타난다고 진술하였다. 직장에서의 짜증과 분노가 그대로 가정으로 이어지면서 아내와 아이들에게 말투와 행동이 거세져 가족들의 불만이 늘어난다고 진술한 이도 있었다.

'직장 스트레스가 직원에게 전이'된다는 주제에서는 직원에게 자주 화를 낸다는 진술이 있었다.

> "아프니깐 일정한 약을 꾸준히 먹고 있어요."
> "맨 처음 off 할 때 술에 좀 의존했던 경향이 있던 것 같아요."
> "주위 사람들 중에서는 술로 해결하는 사람이 많지요."
> "일주일 동안 거의 음주를 합니다."
> "외도하는 경우도 상당히 봐요."
> "'왜 결혼한 사람이 저렇게 만나려고 하나' 했는데, 지금은 '삶의 원동력이 될 수도 있겠구나'라는 생각이 들어요."
> "다른 사람을 만났지요."
> "솔직히 직장에서 짜증나면 집사람이 뭐 안 했을 때 좋게 '왜 안 했어 아까 좀 하지' 이렇게 할 수 있는데 '아까 하라는 거 왜 이렇게 안 하냐고 진짜!!' 이렇게 하게 되요."
> "부인과 애들에게 자주 잔소리합니다."
> "스트레스 때문에 정신적으로 육체적으로 피곤해요."
> "직원에게 자주 화를 냅니다."

이 주제모음은 '감정적 피로가 가족에게 미침'과 '일에 대한 위기감', '일의 피로 감이 타인에게 전달', '일에 대한 두려움', '유연성의 부족', '일에 대한 회피', '관계 에서 가지는 배신감과 서운함', '관계에서 조정의 어려움', '직원채용의 어려움'의 주제로 구성되었다. '감정적 피로가 가족에게 미침'이라는 주제에서는 '나' 중심 이 되어 가족에게 소홀해지고, 가족에 대해서 서운함으로 가족과 잘 지낼 수는 있지만 나만의 시간이 필요하니까 '나' 중심으로 시간을 갖게 된다는 진술도 있 었다. 가정에서 배우자(아내)가 자신에게 신경을 잘 써주다가 간혹 전혀 신경을 써주지 않을 때는 자신이 가족을 위해 최선을 다했는데 아내는 그렇지 않다는 생각에 아내의 행동에 서운함을 느낀다는 의료인도 있었다.

'일에 대한 위기감' 주제에서는 일이 많아서 힘들고 시간이 없어서 순간순간 위 기감을 느끼기도 한다는 내용이 있었다. '일의 피로감이 타인에게 전달'이라는 주제에서는 나의 피곤함이 보호자들의 눈에 보이게 된다는 내용으로 자신의 피 곤한 모습을 보이지 않으려고 노력하는데도 환자와 보호자들은 이를 인지하고 피곤해 보인다는 말을 한다는 의료인도 있었다.

'일에 대한 두려움'의 주제는 나이와 능력에 대한 두려움의 내용으로 나이를 먹 으면 능력이 많이 소실되지 않을까 하는 두려움에 휩싸인 의료인이 있었다. 환 자가 없어도 불안하고 환자에 시달려서 힘들기도 하다는 진술도 있었다. 또 자 신이 정체되어 있다는 생각을 한다는 의료인도 있었다.

'유연성 부족'의 주제는 규정과 일에 대한 비타협성의 내용으로 규정에서 벗어 나면 불안감을 느끼지만 또 너무 손쉽게 타협을 하면 그것도 힘들다는 의료인이 있었다. 자신이 유연성이 없음을 느끼는 의료인도 있었다.

'일에 대한 회피'에 관해서는 자신감 상실과 스트레스를 회피하려는 의도로 자 신이 스트레스를 안 받는 쪽으로 우회하다 오히려 자신감의 상실로 예전보다 상당한 피곤감을 느낀다는 의료인이 있었다.

이번 인터뷰 중 의료인들이 많이 답변한 부분의 하나인 '직원들과의 관계에서 스트레스를 받는다'라는 주제에서는 병원 직원들에게는 스트레스를 넘어선 배신감이라며 자신들이 일을 하면서 받는 스트레스의 가장 큰 원인이 '직원 스트레스'라고 진술하였다. 간호사들에게 인간적인 배신감을 느끼며 개개인 직원뿐만 아니라 전체적인 직원관리 또한 스트레스라고 하였다.

'관계에서 가지는 배신감과 서운함'의 주제에서는 이번 인터뷰 중 의료인들이 가장 많이 답변한 부분으로, 직원과 환자로부터 배신감, 서운함, 혹은 분노를 느낀다는 내용으로 직원들에게 보수 면에서나 육체적으로나 가정적으로 충분한 도움을 주고 인간적으로 잘 대우해주는데도 그들에게 인간적인 배신감을 느끼기도 하고 분노를 느낄 때도 있다는 의료인이 있었다. 마음에 들지 않는 환자들도 있는데 마음속에서 그런 감정을 과감히 지우기도 하지만 여전히 기분이 나쁘다고 진술한 의료인도 있었다. 대부분의 의료인이 직원과의 관계를 이야기하면서 '스트레스', '배신감', '분노'라는 단어를 많이 사용하였다.

'관계에서 조정의 어려움' 주제에서는 직원들 간의 마찰을 조정하기 어렵다는 내용으로 병원 내에서 간호사들끼리의 마찰, 동료 의사들끼리의 마찰 문제로 어려움을 토론했으며 그러한 관계를 나서서 조정하는 것 자체가 자존심이 상하는 일이라고 진술하였으며 그 사이에서 다툼을 조정하고 또다시 일을 하는 것이 무슨 의미가 있는지 모르겠다며 진술한 의료인도 있었다. '직원채용의 어려움' 측면은 병원 간의 경쟁과 직원의 잦은 이동으로 인한 고용의 어려움에 대한 내용이다. 주변에 요양병원이 많이 생기면서 직원을 스카우트해 가는 상황에서 직원이 부족한 상태라고 진술했다. 채용의 어려움뿐만 아니라 그 과정에서 겪는 스트레스, 병원 시스템에 맞도록 새로운 인력에게 교육을 시켜야 하는 문제 등 많은 이유를 동반하고 있었다.

"가족하고 지낼 수도 있는데 또 나만의 시간이 필요할 수도 있는 거잖아요."

"집사람이 제가 아플 땐 신경 써 주다가 또 신경을 아예 안 써주는 거예요. 저는 가정을 위해서 최선을 다했다고 생각하는데."

"일이 많아서 힘들어요. 시간이 없어서 조금 순간순간 위기감을 느끼지만 …"

"안 그렇게 보이려고 하는데도, 환자 보호자들이 와서 피곤해 보인다고 말해요. 보호자들은 아는 거죠."

"나이를 먹는 것이 두려워요. 나이를 먹으면 우리가 능력이 많이 소실이 되지는 않을까 그게 가장 두려워요."

"환자가 없어도 솔직히 전 불안해요."

"한 달 정도 어느 정도 환자가 없을 경우에는 상당히 긴장감이 들어요."

"일주일 내내 환자한테 시달리니깐 힘들어요."

"정체되어 있다는 생각을 많이 하는데 …"

"규정에서 벗어나면 좀 불안해요. 손쉽게 타협되면 그날도 좀 힘들더라고요."

"나 자신이 유연하지는 않은 것 같아요."

"본인이 스트레스를 안 받는 쪽으로 회피하는 것 같아요."

"자신감이 상실되는 것 같고 상당히 예전보다 피곤한 걸 많이 느껴요."

"옛날에는 환자들도 많이 미운 사람도 있었죠. 과감히 포기를 했었어요. 하지만 맘속에서는 기분이 나쁘죠."

"직원들하고 스트레스가 상당히 많이 있죠."

"어떨 때는 잘해주고 그래도 간호사들에게 인간적인 배신감을 느낄 때도 있고."

"나도 그만큼 걔들한테 보수적으로나 육체적으로나 가정적으로나 전부 다 도움을 줄 수 있게끔 해수고 있고, 또 인간직으로 원장으로서 걔들한테 대우를 하고 있는데 …"

"병원에서 간호사 구하기가 힘들고, 이동이 잦다보니깐 …"

"솔직히 직원 때문에 분노를 느낄 때가 있어요."

"직원관리가 제일 스트레스에요."

"직원들 때문에 배신감도 있고요."

"스트레스가 아니라 배신감이지."

"물론 자기네들끼리 싸움해서 나간 사람도 있겠지만 …"

"내가 선배로서 다툼을 조정하고, 이런 것들이 자존심 상하고 …"

"요양병원 많이 생기다 보니깐 병원에서 자꾸 스카우트해가고, 절대적인 인원이 부족한 상태예요."

| 주제모음 5 | 직무번아웃 - 비인격화

이 주제모음은 '가족에 대한 미안함', '일에 대한 사무적이고 무감각한 태도', '직원과의 관계에서 냉정한 태도', '사회관계에서의 냉정함과 소홀함', '환자의 감정에 대한 무감각', '환자에 대한 사무적, 방어적 태도'의 주제로 구성되었다.

'가족에 대한 미안함' 측면의 주제는 가족과 시간을 갖지 못한 데서 오는 존재감의 부족이라는 내용이다. 아침밥 먹고 집을 나오면 새벽 1, 2시에 들어가고, 가족과 특별한 친교활동이 없다는 진술도 있고, 아버지로서 아이들에게 존재감을 느낄 수 있게 최선을 다하고 있음에도 많이 부족하게 생각하는 의료인도 있었다.

'일에 대한 사무적이고 무감각한 태도'에서는 방어적 진료와 측은지심의 상실로 인한 사람에 대한 무감각과 환자를 많이 받기 위해 현실과 타협하며 진료를 일찍 끝내버린다는 내용이다. 환자의 모든 이야기를 들어주기보다는 내가 필요한 이야기만 하고 불필요한 말을 만들지 않는 방어적 진료를 하다 보니 직업적인 만족감은 높으나 병원 경영 면에서는 마이너스인 것 같다는 의료인이 있었다. 진료시간이 정해져있고, 대기환자가 많은 경우 이상 증상이 없으면 어쩔 수 없이 진료를 빨리 끝내 버리거나 그냥 넘어가 버리는 경향이 있다는 진술도 있었다.

'직원과의 냉정한 태도' 면에서의 주제에서는 직원과의 관계 악화를 피하기 위해 지적하기를 포기하거나 회피한다는 내용으로, 예전에는 직원이 잘못하면 끝나서라도 잘못을 지적해주었는데 지금은 포기했다고 한다. 지적을 하면 관계만 더 악화되는 것 같다고 진술한 의료인도 있었다. 마음속에 담아두었다가 나중에 이야기하는 편이거나 아예 꾹 참고 넘어간다는 진술도 있었다. 요구한 사항을 직원이 준비해 놓았을까? 하고 의구심을 갖기보다는 차라리 내 스스로 알아서 챙긴다는 의료인도 있었다.

'사회관계의 냉정함과 소홀함' 면에서는 모임의 감소와 자신이 돈으로 평가받는 냉정함과 소홀함을 나타내는 내용으로, 사람들이 의사라는 직업에 대한 기대치가 있을 거라는 판단에 모든 모임에서 남보다 앞서 지갑을 열어야 하는 경우가 많다는 것이다. 그럴 때면 사람들이 나를 좋아하는 것인지 내가 뭔가를 사 주는 것을 좋아하는 것인지 하는 의구심이 든다는 의료인도 있다. 내가 돈이 없으면 과연 내 주변에 사람들이 남아 있을까 하는 생각도 해본다는 진술도 있다.

'환자의 감정에 무감각해진다'라는 주제에서는 순간적인 감정으로 환자와 문제를 일으켜 쫓아낸 적이 있다는 내용으로, 환자의 감정보다는 자신의 감정에 얽매여 언짢거나 화가 나면 환자를 쫓아내기도 한다는 진술이 있었다.

'환자에 대한 사무적, 방어적 태도' 측면의 주제에서는 환자들에 대해 친밀감이 부족해지거나 방어적이 되고 심지어 환자를 비용에 따라 선택한다는 내용으로, 의료인에게 직접적인 고객인 환자에게 상투적, 사무적 또는 냉소적으로 대하며 환자와의 친밀감을 쌓으려 하지 않는다고 진술하였으며 일주일 내내 환자들에게 '시달린다'는 표현을 한 의사도 있었다. 환자를 대하는 자체가 힘들고 스트레스를 많이 받기 때문에 의도적으로 표정관리가 들어갈 때도 있다고도 하였다. 과거 환자들에게 실망했던 부분들이 점점 환자들을 방어적으로 대하도록 만든다고 하였다. 또한 환자에게 무감각해지는 비인격화의 한 현상으로 환자에 대한 측은지심마저 없어지고 의료수가적인 면에서 병원에 이득이 되지 않는 환자인 경우 다른 병원으로 유도하기도 한다는 진술이 있었다.

"집사람이나 애들이 이야기할 때 많은 시간을 같이 못 하니깐…"

"아침밥 먹고 새벽 1, 2시에 들어오는데…"

"(가족과의 친교활동에) 특별한 것은 없어요."

"아빠로서는 애들 옆에 존재감이 느껴지게끔 최선을 다하고 있다고 생각하는데 많이 부족한 것 같아요."

"요새 방어적으로 진료를 하다 보니… 직업적인 만족감은 굉장히 높아요. 그러다보니 병원 경영 면에서는 마이너스가 되는 것 같아요."

"의사가 됐을 때는 측은지심을 느끼게 되잖아요. 그것마저 없어지는 느낌이에요."

"환자 많이 볼 때는 '빨리 이 사람이 나가야 된다'고 생각했는데."

"환자의 말을 듣고 싶지 않아요."

"환자 밀리니깐 빨리 끝내버리자 하면서 빨리 끝내버린다든지 그런 거죠."

"이상증상이 없으니깐 현실과 타협해가지고 그냥 넘어가버렸었어요."

"체어(chair)가 빠져야 할 상황이라면 어쩔 수 없이 포기해버리고."

"직원들을 별로 터치 안 해요."

"직원들을 피하는 경우가 많아요. 제 성격상 …"

"예전에는 직원이 잘못하면 끝나서라도 잘못을 짚어주고 갔었는데 이제는 포기한 것 같아요. 그러면 더 사이가 안 좋아지니깐."

"직원에게 계속 말은 못 하고 꾹꾹 참고 있어요."

"직원에게 담아났다가 얘기하는 편이에요."

"제 의견을 굽히지 않고 끝까지 가는 편이에요."

"직원 의심은 안 해요. 제가 스스로 챙기는 편이라…"

"예전에는 잦았던 모임 같은 것이 … 이제는 연락이 덜 오게 되더라고요."

"쟤들이 나를 좋아한 건지… 내가 사 주는 걸 좋아한 건지… 그런 걸 느끼죠. 내가 돈이 있으면 쟤들이 옆에 있고, 없으면 날 떠나겠구나!라는 그런 걸 느껴요."

"주위에서 '너는 돈 많이 버니까 네가 사.'라는 식으로 말하잖아요. 안 사면 쪼잔한 놈 되고… 근데 내가 무슨 일 있어서 연락하면 반응이 시큰둥하잖아요."

"환자분들하고 트러블이 많은 편은 아닌데요. 2~3번 정도 저도 아주 심하게… 욕 바가지로 하고 쫓아낸 적도 있고요."

"환자들에게 순간 욱 할 때는 있어도…"

"(환자와의 친밀감) 많이 하는 편은 아니에요."

"환자들에게 상투적으로 하는 때가 더 많아요."

"조금씩 (환자에게) 방어적으로 되어가고 있다고 생각해요. 환자들한테 실망했던 부분들이 많이 있기도 했고…"

"히스테릭한 환자들 있죠. 문진을 하다 보면 여러 군데를 거쳐 오신 분들이 있어요. 그런 분들은 제가 안 보죠. 고르는 거죠."

"수가적인 면에서 나랑 안 맞는 분들이 있잖아요. 그럴 때는 다른 데로 가보시라고 하죠."

번아웃의 증상

이 주제모음은 '일에 대한 스트레스가 가정으로 전이', '일에 대한 성취감보다 수익에 관심', '일에 대한 긍정감과 적극성 결여', '일에 대한 자신감 상실과 두려움', '현실에 대한 괴리감과 성취감 저하', '경영의 어려움으로 인한 일에 대한 흥미 상실', '자기 효능감 부족', '직원과의 불화', '보이는 면만 강조', '수익으로 보는 환자관계'를 바라보고자 하는 주제로 구성되었다. 먼저, '일에 대한 스트레스가 가정으로 전이' 측면에서는 직장스트레스를 본인의 의도와는 관계없이 가정으로 전이시킨다는 내용으로, 아이들과 아내에게 짜증을 내는 경우가 많다는 진술이 있었다.

'일에 대한 성취감보다 수익에 관심' 측면에서는 경영의 어려움을 해결하고자 실행하는 야간진료와 휴일진료로 인해 피로감이 악화된다는 내용이다. 야간진료와 휴일진료를 하면서 환자의 수가 늘어나고 경영의 어려움을 해결하기는 했지만 어느 순간 지쳐있는 자신을 보았다는 진술이 있었다. 한의사들의 경우, 자신의 지친 몸을 보약으로 버티는 자신의 모습이 마치 약물에 중독된 것 같다는 의료인도 있었다.

'일에 대한 긍정감과 적극성 결여' 측면에서는 장시간 집중을 요하는 일로 인한 피로감으로 지쳐가고, 반복적인 일로 인해 출근에 대한 저항감이 일어나는 내용이다. 의사라는 직업은 보람을 찾는 직업이어야 하는데 아침부터 밤까지 진료하고 장시간 수술을 할 때는 집중을 많이 필요로 하는데 자칫 의료사고라도 날까 하는 걱정을 하게 된다. 스트레스로 인해 일에 대한 자부심보다는 걱정이 앞선다는 진술도 있다. 그래서 진료에 지쳐간다는 의료인도 있다. 일요일이면 다음 일주일이 또 시작되는 것에 대한 즐겁지 않은 생각, 즉 부담감이 든다는 진술도 있다. 출근하는 자체가 기계적이고 로컬(혼자 진료)할 때는 정말 출근하기 싫다는 의료인도 있다.

'일에 대한 자신감 상실과 두려움'은 실수하지 않아야 한다는 수술결과에 대한 두려움이다. 의료사고가 한 번이라도 나면 의사의 생명은 끝이라는 생각에 늘 두려움을 안고 있다고 진술했다.

'현실에 대한 괴리감으로 성취감 저하'라는 주제에서는 일에 대한 매너리즘과 현실에 대한 괴리감에 관한 내용이다. 직원에게 사명감보다는 현실적 환자유치를 요구한다는 내용으로, 고용의사에게 알아서 먹고살라는 식의 환자유치를 하게 한다는 진술도 있었다. 정말 잘할 수 있는 것을 하고 싶은데 현실이 그렇지 않아 괴리감이 있다는 의료인도 있다. 딜레마와 매너리즘, 원래 가졌던 사명감과의 괴리를 느낀다고 진술한 의료인도 있다.

'경영의 어려움으로 인한 흥미감소' 측면에서는 적절한 수익의 부재로 병원유지가 어려워 일에 대한 흥미가 상실되어 차라리 국가의 월급의사를 원하는 의료인도 있었다. 병원 자체에 대한 재미가 없어지니 자꾸 다른 것에 관심을 가지는 경향이 생긴다는 진술도 있었다. 경영이나 마케팅과 같은 의료 이외의 일들을 하는 의사가 과연 의료인인가, 아니면 이런 진료를 계속해야 하나 하는 질문을 자신에게 한다는 진술도 있다.

'자기 효능감 부족'은 새로운 일에 도전하는 것에 대한 자신감과 확신이 없다는 내용으로, 지금과 다른 직무가 주어지면 잘할 수 없을 거라는 생각이 든다는 진술이 있었다. 나이 50대를 넘어와서 다른 일을 한다는 것 자체가 자신에게는 힘겨운 일인 것 같아 지금은 아예 새로운 그 어떤 것도 찾지 않는다는 의료인도 있다.

'직원과의 불화'라는 주제 측면에서는 불화로 그만둔 직원들이 그 병원은 돈만 벌려고 한다는 등의 좋지 않은 소문을 퍼뜨리는 경우에 관한 내용이다. '보이는 면 강조' 측면에서는 실력도 실력이지만 보이는 것도 중요하다고 말하며 의료 자체가 아닌 의료 외적인 부분에 많은 신경을 쓴다는 의료인도 있다.

'수익으로 보는 환자 관계' 측면에서는 경영상의 이유로 환자에게 귀를 기울인다는 내용으로, 환자는 자신을 먹여 살리는 존재라는 생각에 의도적으로 그들에게 귀를 기울인다는 진술도 있었다.

'직원들과의 마찰 회피' 측면의 주제에서는 의료인들의 직무스트레스 중 '직원'이 가장 큰 부분을 차지하고 있다고 앞서 진술한 것과 같이, 대부분의 의료인은 이 스트레스를 가급적 회피하려는 경향을 보였다. 직원에게 잘못을 지적할 경우 사이가 나빠질 것을 우려하여 그들이 잘못을 하였음에도 불구하고 그냥 넘어가 버린다든지, 그 해당 직원을 일부러 피하는 경우가 많다고 진술하였다. 직원들에게 싫은 소리를 했을 경우 직장을 옮겨 나가는 게 싫어서 직접적인 마찰을 두려워하거나 아예 포기해버린다고 하였다.

'사회관계에서 멀어지는 느낌'에 관한 주제는 바쁜 의료업무로 인해 개인적인 시간이 줄어들고, 피곤함이 누적되면서 예전에는 잦았던 모임 등을 나가지 못하다보니, 이제는 연락도 덜 오며 이로 인해 사회관계에서 멀어진다는 느낌을 받는다고 진술한 의료인들이 많았다. 또한, 주위 사람들이 나를 좋아하는 건지, 내가 물질적으로 사 주는 것을 좋아하는 건지 모르겠다'는 회의감을 표시하기도 했다.

대부분의 의료인들이 직장에서의 스트레스가 가정으로 전이된다는 것을 인정했으며 전이하지 않으려고 노력하는데도 불구하고 어쩔 수 없는 상황에는 때때로 그러한 모습이 나타난다고 진술하였다. 그러면서 앞서 스트레스에서 '시간적 여유가 없다', '자유가 없다'라고 진술한 것처럼 바쁜 진료 때문에 사회관계는 물론 가족들과 시간 보내기도 쉽지가 않다고 말하면서도 인터뷰에 응한 대부분의 의료인의 경우 가족들과 지내야 하는 것은 알지만, 자기만의 시간을 보내고 싶다고 진술하면서 개인적인 여가를 즐기고 싶어 했다. 가족 간에 특별하게 같이 보내는 활동도 없으며, 앞서 '가족에 대한 미안함'이라는 주제에서 언급했듯이, 아버지로서 최선을 다한다 생각하지만 존재감이 부족한 것 같다고 진술하였는데 이는 '가족과의 친밀도가 낮다'의 주제로 업무로 인해 아침 일찍 집을 나서 새벽 1, 2시에 귀가하기에 가족과 같이 보낼 시간은 물론 얼굴도 자주 볼 수 없다고 진술하기도 했다.

"직장 스트레스를 집으로 가져오긴 가져오는구나 하는 걸 느껴요."

"(아이들과 아내에게) 전이를 안 하려고 노력을 많이 하고 있는데 어쩔 수 없는 상황에는 때로는 모습이 나타나기 때문에 …"

"야간진료가 없었는데 환자 수를 높이기 위해서 야간진료를 이틀 늘렸고, 어느 정도 하다 보니 환자 수가 채워졌죠. 근데 어느 순간 보니 내 몸이 지쳐가고 있더라고요."

"한의사들은 어떻게 보면 약물중독인 것 같아요. 보약으로 버티는 경우가 많아요."

"일요일도 9시부터 6시까지 하는데 …"

"야간진료하기가 정말 싫어지더라고요."

"진료가 이제 지쳐가더라고요."

"아시다시피, 우리가 스트레스가 많은 직업이에요."

"장시간 집중해야 하는 직업이고, 의료사고라든가…"

"의사라는 직업이 그렇게 좋은 직업은 아니지. 이 직업은 보람을 찾는 직업이지."

"오늘 같은 일요일 날은 '다음 일주일 또 시작되는데 어떡하지?' 그런 게 있었어요."

"로컬(개인병원) 할 때는 정말 가기 싫어요."

"출근하는 거 자체는 기계적으로 해요, 사실은."

"수술 하는 날이면 아침에 출근하면서 생각해요. 실수를 안 하려고 해요. 한 번의 실수가 끝장이잖아요."

"페이 닥터한테 세일즈 하라고 했어요. 알아서 먹고 살라고."

"정말 잘할 수 있는 걸 하고 싶은데 현실은 그렇지가 않죠."

번아웃의 증상

"(괴리감이) 많이 있었죠."

"원래 가졌던 사명감과의 gap을 느끼죠."

"딜레마가 많죠."

" 매너리즘에도 빠지고."

"병원에 있는 것 자체가 싫기도 하고 … 아예 그런 적도 있었어요."

"병원 자체가 재미가 없어지고 관심이 자꾸 떨어져요. 수익도 그렇고."

"돈을 많이 번 것도 아니에요. 아직은 3억 투자한 빚 그대로예요."

"의사는 국가에서 키워서 국가에서 월급 주고 약간 고급인력으로."

"일에 대한 정당한 노임을 못 받는다고 생각해요."

"정당한 대가를 받지 못하고 해주는 데도 고맙다는 이야기를 안 하는 거에
요. 문제가 조금만 생기면 돌아오는 건 엄청나게 돌아오고."

"모임 같은 데서 이야기하면 낙오된 느낌을 많이 받죠. 병원이 잘되고 안되
고도 어느 정도 있는 것 같아요."

"하루에 매출이 어느 정도 안 돼서 마이너스가 되면, 언제든지 딴 생각을 하
게 된다는 거죠."

"한의원의 특성상, 많은 경우가 의료인이 아니어도 될 일을 많이 하고 있거
든요. 과연 이게 의료인가 아니면 내가 이런 진료를 계속 해야 되는가?"

"가능하면 병원생각을 잊어버리는 시간을 가지려고 노력하죠."

"(지금과의 다른 직무가 주어지는 거에) 자신이 없는 것 같아요."

"50대 넘어와서 다른 일 한다는 자체가 나한테는 힘겨운 것 같아요."

"지금은 새로운 어떤 것을 찾지는 않아요."

"직원들과 불화가 있는 치과들은 다 그런 말 하더라고요. 진짜 돈 벌려고
한다고."

"실력도 실력이지만 보이는 것도 중요하니까요."

"환자가 없으면 못 먹고 살잖아요. 나를 먹여살린다고 생각해요. 귀 기울일
수밖에 없어요."

번아웃의 개념 및 정의

이 장에서는 번아웃과 관련된 개념 및 정의문제를 상세하게 다룬다.

1

번아웃의
개념적 문제

   지금까지 우리는 번아웃에 대해서 명확하게 정의를 내리지 않고 논의를 진행해 왔다. 번아웃을 단순히 인간의 소진된 심리적 및 신체적 상태를 은유적으로 표현한 용어라는 설명에 그치고 있다. 즉 "나 자신을 불살랐더니 다 타고 내게 남은 게 없어"라는 상태로 보았다.

   제2장에서는 번아웃 증상을 유형화하여 나열하였지만 사실 번아웃 증상 및 정도에 대해서 정확하게 제시하는 데는 한계가 있었다. 첫째, 제2장 〈표 2-3〉에서 열거된 번아웃의 많은 증상들을 접한 독자들은 아마 대부분 자신조차도 번아웃된 사람이라고 느꼈을 것이다. 두통, 무기력함, 커피중독, 의욕상실 등은 많은 사람들이 일반적으로 느끼거나 경험하는 증상들이기 때문이다.

   둘째, 나열된 증상들은 번아웃이 아닌 다른 사건이나 요인에 의해서 유발될 수 있다. 만약 어떤 사람이 해고를 당하거나 배우자와 사별하는 경우에 번아웃과 동일한 증상을 보일 수 있다.

셋째, 개인적 특성 혹은 패턴에 따라서 번아웃의 증상이 다르게 나타난다는 점이다. 번아웃된 사람 중 어떤 사람은 냉장고 안의 음식을 다 비울 정도로 폭식을 하기도 하지만, 반대로 음식물을 전혀 삼키지 못하는 사람도 있다. 또한 증상의 패턴도 양극화되어 나타나기도 한다. 한쪽은 적극적 패턴으로 공격성, 분노, 각성 등의 증상을 보이는 반면에, 다른 쪽은 소극적 패턴으로 사회적 고립, 후퇴, 지루함 등의 증상을 보인다(Gillespie, 1981).

넷째, 번아웃은 '불타서 없어진다는' 의미를 가지지만 열거된 증상들은 동태적dynamic 측면을 반영하지 못하고 있다. 따라서 초기에는 환자나 고객에 대한 열정적인 개입과 관심 속에서 시작하여 나중에는 초기의 열정과 관심이 사그러지는 번아웃의 과정을 설명할 필요가 있다.

다섯째, 〈표 2-3〉에 열거된 증상들은 번아웃의 증상인지 아니면 번아웃의 요인인지 혹은 결과인지가 분명하지 않다. 물론 이러한 혼동은 그간 진행되어온 연구를 통해서 많은 부분 해결되고 있지만, 번아웃의 정의에 따라서 날라질 수 있기 때문에 아직도 존재하는 한계점이다. 예를 들어, 사회적 고립의 번아웃 증상은 결과로 볼 수도 있고, 혹은 원인으로도 볼 수 있다.

따라서 우리는 다음과 같은 네 가지 질문에 대해서 차례로
대답할 필요가 있다.

- 번아웃에 대한 일반적 정의가 가능한가?
- 번아웃은 다른 심리적 상태와 비교하여 볼 때 뚜렷하게 차
  별되는 개념인가?
- 번아웃은 휴먼 서비스 분야에만 국한되는 현상인가?
- 번아웃을 측정할 수 있는 객관적 진단기준이 있는가?

2
번아웃의 정의

　번아웃은 연구의 초기에 몇 가지 증상들을 묶어서 정의하는 경향이 있었다. 하지만 이러한 번아웃에 대한 정의는 임의적이며 정의하는 사람에 따라서 내용이 천차만별이다. 따라서 앞에서 제기한 개념적 한계들을 고려하여 근본적인 정의를 도출해낼 필요가 있다.

1) 은유로서의 번아웃

　'번아웃'은 인간의 소진된 심리적 및 신체적 상태를 은유적으로 표현한 용어이다. 그렇다면 번아웃이라는 용어의 근본적인 의미는 무엇인가? 이는 세 가지 측면에서 파악할 수 있다. 첫째, 어떤 사람이 '불타버렸다는 것'은 그 전에 '불이 탔다는 것'을 의미한다. 즉 번아웃된 사람은 그전에 자신의 일에 대해서 강한 열정을 가지거나 조직에 헌신하고 있었다는 것이다. 둘째, 일단 불이 타고 있는 상황에서는 불쏘시개, 즉 자원이 추가로 투입되지 않으면 더 이상 탈 수 없음을 의미한다. 예를 들어, 종업원의 업무에 대한 에너지 혹은 능력은 작업환경이 개선되지 않으면 시간이 지날수록 감소한다. 궁극적으로는 감정적, 신체적 그리고 정신적으로 회복하기 어려운 상태가 된다. 셋째, 불이 다 타서 꺼지는 상황이 되려면 필수적으로 그 전에 불이 타야 된다는 의미이다. 번아웃의 필수적 선행조건은 불타는 열정과 관심 그리고 강한 연대성을 가졌다는 것이다.

2) 상태로서의 번아웃

번아웃은 번아웃된 상태의 관점에서 정의될 수 있다. 이는 광의의 정의와 협의의 정의로 나누어 살펴볼 수 있다.

① 광의의 정의

번아웃의 상태를 다차원적 관점에서 광의로 정의한 연구자들은 매슬랙과 그의 동료들이었다. Maslach et al.(1996)은 번아웃을 다음과 같이 정의하고 있다.

"번아웃은 다른 사람들과 일하는 개인 간 일어날 수 있는 감정적 소진, 비인격화, 그리고 개인성취감의 감소로 인해 나타나는 일련의 증후군이다."

　이러한 정의에 따라서 MBI가 측정된다. 즉 MBI는 감정적 소진, 비인격화, 그리고 개인성취감의 감소로 구성되어 있다. 여기서 '감정적 소진'이란 감정적 자원의 고갈 혹은 유출을 의미한다. 도움을 주는 사람에게 더 이상 심리적으로 베풀 것이 없는 벼랑 끝에 도달한 상태이다. '비인격화'는 상대방을 부정적이고 냉소적으로 대하는 태도를 말한다. 이것은 흔히 말하는 자신이 느끼는 인간소외 현상과는 의미가 다르다. 도움을 주는 상대방을 인간적으로 취급하지 않는다는 의미이다. 개인성취감의 감소는 서비스를 제공하는 자신의 성과를 부정적으로 평가하는 것을 뜻한다. 자신의 목표가 성취되지 않았다고 평가할 뿐만 아니라 부족감을 느끼며 전문적인 자기효능감이 빈약한 상태이다. 구체적으로 Maslach & Leiter[1997]는 번아웃의 상태를 다음과 같은 고백들로 설명한다.

　"나는 좌절하고 있다. 업무를 잘 수행하는 것은 불가능하고 상황은 점점 나빠지고 있다."
　"나는 전에 진짜 좋아했던 이 일에 대한 열정을 잃었다."
　"나의 업무는 너무 과중하고 과로하고 있으며 감당할 수 없다고 느낀다. 탈출구가 전혀 없다."

한편 Pines & Aronson(1988)은 번아웃을 소진의 관점에서 설명하고 있는데, 감정적 소진뿐만 아니라 신체적 소진과 정신적 소진을 포함하여 정의하고 있다. 신체적 소진이란 낮은 에너지, 고질적 피로, 각종 질병 등이 발현되는 현상이다. 정신적 소진은 자기 자신, 자신의 일 그리고 삶 자체에 대한 부정적인 태도를 말한다. 특히 그들은 번아웃이 감정노동자뿐만 아니라 다른 활동, 대표적인 예로 사랑과 결혼, 더 나아가 정치적 활동에서도 나타나는 현상으로 확대해서 정의한다.[1]

② 협의의 정의

번아웃에 대한 협의의 정의는 Brill(1984)에 의해 시도되었다. 그는 번아웃을 다음과 같이 정의한다.

"번아웃은 일정 기간 동안 직무를 효과적으로 잘 수행한 종업원이 외부적 환경의 조정이나 도움 없이는 종전 수준의 직무 성과를 회복할 수 없는 상황에서 직무와 관련하여 주요한 정신병적인 증상 없이 높은 기대에 따라 매개된 불쾌함과 무능력의 상태이다."

. . . .

1) 1990년대 중반 이후부터는 MBI에서도 감정노동자 이외의 직업에 대해서 번아웃 현상을 측정해 오고 있다.

이 협의의 정의는 네 개의 요소를 포함한다. 첫째, 번아웃 증상을 불쾌감과 감소된 직무성과에 국한시킨다. 둘째, 번아웃의 원인은 충족되지 않은 기대이다. 예를 들어, 직무가 기대했던 것과 다르거나 참신하지 않으면 번아웃될 수 있다. 종업원 자신에 대해서도 처음에 기대했던 것과 달리 인내심, 관용, 공감대, 이해 정도 등이 낮다고 인식할 수 있다. 셋째, 외부의 도움 없이는 번아웃 증상에 대처할 수 없는 개인만을 번아웃된 것으로 상정함으로써 번아웃 증상의 강도 혹은 심각성을 분명하게 규정한다. 넷째, 번아웃이 두 가지 기준에 의해서 판정된다. 먼저 직무 이외의 번아웃은 제외된다는 것이다. 또한 정신적 질병으로 고통 받는 개인들 사이에서 발생하는 번아웃도 제외된다. 이와 같은 Brill(1984)의 정의는 번아웃을 직무와 관련하여 구체적으로 분명하게 정의하고 있다는 점에서 매우 중요하다.

3) 과정으로서의 번아웃

번아웃은 하룻밤 사이에 나타나는 현상이 아니다. 오히려 수년간에 걸쳐서 지속적으로 천천히 진행되어지는 결과라고 할 수 있다. 이러한 관섬에 내부분의 학자들이 의견의 일치를 보이고 있다. 하지만 그 내용이나 진행 단계에 대해서는 다른 주장을 하고 있다. 과정으로서의 번아웃의 정의는 선형모델과 상호작용모델로 크게 구분할 수 있다.

① 선형모델(Linear Model)

이 모델은 번아웃의 과정을 단계적으로 파악한다. 먼저 Cherniss(1980)는 번아웃을 종업원의 태도나 행동이 직무긴장에 대응하여 부정적으로 변화하는 과정으로 정의한다. 그에 따르면 번아웃의 과정을 3단계로 정의 내린다. 제1단계는 자원과 직무요구 간의 불균형이 발생하는 단계, 즉 스트레스 단계이다. 제2단계는 즉각적이고 단기적인 긴장, 피로 그리고 소진이 진행되는 단계이다. 제3단계는 고객에 대해서 방어적이고 소극적인 태도나 행동을 취하는 단계이다. 이 단계 모형에서는 과도한 직무요구가 번아웃의 가장 중요한 요인이며 회피, 무관심 등 방어적인 대응전략은 번아웃을 촉진시킨다. 제1단계에서 요구에 대한 내용이 규정되지 않기 때문에 이 선형모델은 모든 직업 각각에 대해서 적용할 수 있다.

한편 Burisch(2006)는 번아웃의 과정을 4단계로 구분하고 있다. 제1단계는 직무요구가 직무자원을 초과하면서 업무가 과중되어 직무스트레스가 높아지는 단계이다. 제2단계는 신체적 및 감정적 소진이 진행되는 단계이다. 신체적으로는 고질적 탈진, 불면증, 두통 등의 증상이 나타나며 일만 생각하면 피로를 느끼는 감정적 소진 현상이 나타난다. 제3단계는 비인격화, 냉소주의, 무관심 등 방어기제가 작용하는 단계이다. 상대방에게 부정적인 태도를 보이며, 직무 혹은 당면하는 문제로부터 도망치려 하며 일하고자 하는 노력이 감소된다. 상대방에 대한 반감, 침체 그리고 지루함이 지배한다. 마지막 제4단계는 절망, 회피, 무력감이 나타나는 단계이다. 자신에게뿐만 아니라 다른 사람, 더 나아가서 모든 것으로부터 회피하고 싶어 하며 심지어 죄의식을 느끼기도 한다.

② 상호작용모델(Reciprocal Model)

상호작용모델에서는 번아웃이 최종 결과로서 나타나는 것이 아니라 번아웃의 원인변수와 결과변수가 상호작용한다. 번아웃에 대한 이러한 정의는 Hallsten(1993)에 의해서 제시되었다. 그는 번아웃을 '소진의 과정으로부터 초래되는 일종의 우울 상태'로 정의하였다. 그는 소진의 과정은 적극적이고 정체성이 분명한 역할의 재연이 다른 대안이나 출구 없이 위협받거나 방해를 받을 때 나타난다고 가정한다. 그리고 번아웃은 불안하고 우울한 반응과 경직된 의사활동 노력이 반복되는 상호작용의 패턴이라고 정의한다. 이러한 패턴은 궁극적으로 소진과 피로 그리고 우울성을 띤 에피소드들을 초래하는데, 바로 이것이 번아웃의 유일한 구성요소라고 본다. 하지만 번아웃 과정의 다른 결과가 초래된다는 점을 배제하시는 않는다. 이러한 결과들은 긍정적일 수도 있고(예: 균형 잡힌 헌신) 반대로 부정적일 수도 있다(예: 좌절, 소외). 물론 어떠한 결과가 초래될지는 다른 병인적 요인, 예를 들어, 개인적인 취약성, 목표지향성의 강도, 인식된 환경적 일치성congruency 등에 의존한다. 마지막으로 그는 번아웃의 과정은 직무상에서뿐만 아니라 직무 이외의 다른 활동이나 영역에서도 나타날 수 있다고 보았다.

4) 의학적 관점에서 본 번아웃

번아웃은 공식적으로 인정되거나 공무상으로 잘 알려진 진단증상이 아니다. 하지만 임상적 혹은 의료적 상태의 관점에서도 정의될 수 있다. 일부 캐나다 정신의학자 그룹은 번아웃을 의학적 관점에서 DSM-Ⅳ Diagnostic and Statistical Manual of Mental disorders-IV에 기술된 적응장애adjustment disorder로서 일종의 정신질환으로 정의한다(Bibeau et al. 1989). 그 내용은 다음과 같다.

번아웃은 심리적 스트레스에 대응하여 발생하는 의학적으로 의미 있는 감정적 및 행동적 증세의 진전이다. 이 증세는 스트레스가 온 후에 3개월 내에 진행되어야 한다. 의학적으로 의미가 있기 위해서는 기대된 것보다 현저하게 더 큰 스트레스와 사회적 혹은 직무적 기능의 손상이 있어야 한다. 이러한 적응장애는 스트레스가 없어진 후 6개월 내에 해결되어야 한다.

Bibeau et al.(1989)은 번아웃을 의학적 관점에서 정신질환의 특정분야로 분류될 수 없는 심리적 스트레스에 대응하는 나쁜 반응, 예를 들어, 신체적 증상, 사회적 거리낌, 직무관련 장애 등과 같은 개념으로 본다.

특히 Bibeau et al.(1989)은 번아웃을 주관적인 기준과 객관적인 기준으로 진단한다. 주관적인 기준은 심각한 피로의 상태로 다음과 같은 증상을 수반한다.

- 심각한 직무불만족과 업무무력증으로부터 초래되는 자기 효능감의 상실
- 특별한 병명 없이 나타나는 다중적인 신체적 고통 증상
- 집중력 저하, 분노, 그리고 부정적 생각 및 태도

객관적인 판단기준은 고객, 상사, 혹은 동료와 관련하여 초래되는 직무상 성과 저하이다. 이러한 주관적 및 객관적 진단기준이 적용되려면 개인이 정신병력이 있거나 가족과 관련된 문제가 번아웃의 요인이 아니어야 하며, 단순한 일 때문에 발생하는 피로가 아니어야 한다.

3

번아웃의
유사 개념

앞에서 우리는 번아웃은 다른 심리적 상태와 비교하여 볼 때 뚜렷하게 차별되는 개념인가라는 질문을 제기하였다. 왜냐하면 번아웃은 기존의 다른 일련의 심리적 증상들과 중복되거나 동일한 의미로 사용되어 왔기 때문이다. Maslach & Schaufeli(1993)가 언급한 유사한 심리적 증상들은 소외, 불안, 지루함, 고질적 피로, 우울, 노력 신드롬, '플레임아웃flame-out', 'giving-up-given-up' 콤플렉스, 직무불만족, 직무스트레스, 신경이상, 신경쇠약, 신경순환질환, 과도한 긴장, 지겨움, 치명적 탈진, '원아웃worn-out' 등이다. 따라서 번아웃이라는 용어는 '새 술을 새 부대에 담는 것new wine in new bottle'이 아니라 단지 '옛 술을 새 부대에 담는 것old wine in new bottle'이 아닌가라는 의문이 생길 수 있다. 번아웃이 새로운 현상인가라는 문제에 대답해야 한다. 이를 위해서 여기서는 번아웃과 거의 동일한 의미로 사용되는 직무스트레스, 소외, 우울, 만성피로, 실존적 위기 등 다섯 가지 개념을 번아웃과 비교하여 설명하고자 한다.

1) 번아웃과 직무스트레스

현대사회에서 산업구조가 변화하면서 나타나는 현상 중 가장 뚜렷한 것은 업무를 수행하는 과정에서 점차 개인 간의 접촉이 증가해왔다는 것이다. 따라서 현대사회를 살아가기 위해서는 이런 피할 수 없는 개인 간의 접촉에서 생기는 직무스트레스와 번아웃에 노출될 확률이 더욱 높아지고 있다. 그렇다면 직무스트레스는 무엇이고, 번아웃은 무엇인가? 먼저 번아웃은 장기간 지속되는 직무스트레스의 특별한 증상으로 생각될 수 있다. 하지만 다음과 같은 점에서 차이가 있다.

첫째, 스트레스는 단기적일 수 있으나 번아웃은 장기간 지속되는 현상이다. 사람들은 직장에서 직무와 관련하여 자신이 가지고 있는 능력이나 자원보다 더 많은 요구를 받을 때 직무스트레스를 받게 된다. 이러한 직무스트레스는 본질적으로 번아웃과 같으나 번아웃은 장기적인 과정을 거치면서 나타난다. 이러한 차이점은 Brill(1984)에 의해서 잘 설명되고 있다. 〈그림 3-1〉에서 A는 스트레스를 경험한 후 회복되지만 다시 정상적인 상태로 되돌아오는 경우이다. B는 스트레스를 경험하지만 처음 수준으로 되돌아오지는 않는 경우이다. A와 B는 단순한 스트레스일 뿐 번아웃의 상태는 아니다. 한편 C는 직장에서 엄청난 스트레스를 받은 후 안 좋은 상태가 일정하게 지속되는 경우이다. D는 스트레스를 받은 후 회복되지 않고 더 상태가 악화되는 경우이다. C와 D의 경우가 바로 번아웃의 상태이다. 이와 같이 스트레스와 번아웃은 과정을 고려하고 시간에 걸쳐서 어떻게 진행되는지를 고려하면 그 차이점을 분명하게 알 수 있다. 한마디로 정신적인 문제가 적응 혹은 회복을 통해서 해결되면 스트레스이고, 장기적으로도 해결되지 않으면 번아웃이라고 할 수 있다. Schaufeli & Enzmann[1998]도 일반적인 스트레스는 정상상태로 복귀가 되는 반면 번아웃을 겪은 경우에는 번아웃이 일어나기 전의 상태로 되돌아가는 것이 어렵다고 주장한다.

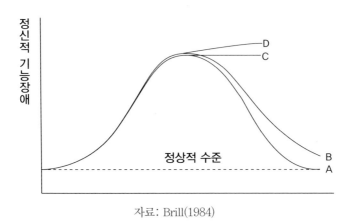

자료: Brill(1984)

〈그림 3-1〉 스트레스(A와 B)와 번아웃(C와 D)의 관계

둘째, 스트레스는 생리적, 심리적, 행동적 증상을 보여주는 반면에(Davidson & Cooper, 1984; Eliot, 1994), 번아웃은 직장에서의 부정적이고 역기능적인 현상을 포함하는 다면적인 신드롬이다. 심각한 스트레스는 먼저 개인적으로 지각하는 피로감, 현기증, 소화불량, 두통 등의 생리적 변화를 초래하며 심리적으로는 두려움, 놀람, 근심걱정, 우울, 불안감 등을 양산한다. 주변 사람들 중 거친 언어 사용의 빈도가 증가한다거나, 시소한 일에 짜증 혹은 분노를 표출한다거나, 음주와 흡연량 그리고 커피 섭취량이 증가하는 등의 부정적 행동양상을 초래하면 이것 역시 외부 행동으로 표출된 스트레스 증세로 볼 수 있다. 반면에 번아웃은 직장과 관련된 부정적인 태도와 행동을 포함하는 중층적layered 현상이다. 예를 들어, 냉소주의, 직장에서 일로부터의 물러남, 비인간화 등이다. 요컨대 스트레스는 감정적인 소진이 주요 요소이지만 번아웃은 비인격화 혹은 개인적 성취감의 저하가 가장 뚜렷한 요소이다.

셋째, 스트레스는 누구나 겪는 현상이지만 번아웃은 누구나 다 겪는 현상은 아니다. 번아웃은 기대치가 크거나 쉼 없이 일하는 사람들이 주로 많이 겪는다. 또한 직장에서 일의 의미를 찾으려고 노력하거나 기대하는 사람들은 번아웃에 노출될 가능성이 크다. 그렇지 않은 사람들은 스트레스를 경험하지만 번아웃에 빠지지는 않는다.

2) 번아웃과 우울증

번아웃의 일반적인 증세로 늘 언급되는 것 중 하나가 우울증이다. 우울증depression은 기분장애의 일종으로 우울한 기분, 의욕·관심·정신활동의 저하, 초조(번민), 식욕저하, 불면증, 지속적인 슬픔 및 불안 등을 동반하는 현상이다. 우울증은 다음 몇 가지 점에서 번아웃과 차이가 있다.

첫째, 증상의 원인 면에서 우울증은 죄의식에서 비롯되지만 번아웃은 체계적인 분노에 의해서 발생한다(Freudenberger & Richelson, 1990). 그러나 이는 상담이나 실제적인 치료 현장에서 관찰되는 차이이다.

둘째, 우울증은 상황과 관계없이 인간 생활의 전반에 걸쳐서 나타나지만 번아웃은 직무와 같은 특정한 상황에서 발생한다.

셋째, 우울증은 진행단계에 관계없이 불안한 상태를 나타내지만 번아웃은 발생 초기에는 행복감을 느끼거나 다른 생활의 영역에서는 좋은 성과를 보여주는 경우도 종종 발견된다.

넷째, 번아웃은 비인격화 혹은 개인적 성취감의 저하와 관련이 깊지만 우울증은 감정적인 소진과 연관되어 나타난다. 다시 말하면 번아웃의 요소 중 감정적인 소진이 우울증과 관련이 있으며, 우울증은 비인격화 등 번아웃의 주요 요소와는 거리가 멀다.

다섯째, 원인과 결과 면에서 번아웃이 우울증을 초래한다(Glasss et al., 1993).

3) 번아웃과 만성피로

만성피로는 상당 수준의 신체적 및 정신적 피로를 포함하며, 근육통, 수면장애, 우울한 기분 등을 수반한다. 미국 질병통제예방센터CDC의 기준에 따르면 '만성피로 증후군(CFS: Chronic Fatigue Syndrome)'은 충분한 휴식 후에도 피로가 회복되지 않고, 특별한 원인 없이 일상생활의 절반을 제대로 수행할 수 없는 정도의 극심한 피로가 6개월 이상 지속되는 상태이다. 번아웃도 만성피로와 같은 신체적 및 심리적 증상을 포함한다. 즉 두 증상은 상당 정도 중복된다. 하지만 만성피로와 번아웃은 다음과 같은 점에서 구별된다.

첫째, CFS는 인간 생활의 전반에 걸쳐서 나타나지만 번아웃은 직무와 같은 특정한 상황하에서 발생하는 경향이 있다.

둘째, CFS와 번아웃은 모두 신체적 및 심리적 증상을 보이지만 CFS는 신체적 증상이 심리적 증상보다는 더 우선적 요소이고, 반대로 번아웃은 심리적 증상이 신체적 증상보다는 더 중요한 요소이다. CFS의 신체적 증상을 강조하다 보니 증상 여부의 판단기준으로서 미열, 삼출성 인후염, 겨드랑이 림프절 등을 추가하기도 한다.

셋째, CFS와 번아웃의 공통적인 요소이지만 번아웃의 경우 부정적 혹은 역기능적인 태도나 특징으로 빌진히지만 CFS는 그렇지 않다.

4) 번아웃과 소외

번아웃은 직장에서 자신의 존재감에 대한 기대가 큰 사람에게서 나타난다는 점에서 단순한 직무소외감job alienation과는 차이가 있다. 일반적으로 소외는 사람들이 그들의 행동이나 가치의 지침이 되는 수용 가능한 사회적 규범을 잃어버릴 때 나타나는 일종의 아노미anomie 현상이다(Kanungo, 1979). 소외현상은 개인적 차원에서뿐만 아니라 집단적 차원에서도 발생한다. 또한 객관적인 환경 때문에 발생하기도 하고(예: 기계화로 인한 인간소외 현상) 개인이나 집단이 경험하는 주관적, 심리적 상태 때문에 발생하기도 한다.

직장에서 번아웃되는 사람들은 종종 소외감을 느끼지만 직장 생활 초기에는 소외감을 느끼지 않을 수 있다. 반면에 소외감은 직장에서 임금 이외에는 아무것도 바라지 않는 사람에게도 일어나는 보편적인 현상이다. 예를 들어, 자동차 조립라인에서 일하는 근로자들은 소외감을 느낄 수 있지만 번아웃되지 않는다. 번아웃은 직장 생활 초기에 임금에 대하여 별로 신경을 쓰지 않지만 다른 동료들을 최대한으로 배려하는 사람들에게 빈번하게 나타는 현상이다.

5) 번아웃과 실존적 위기

'실존적 위기existential crisis' 또는 존재의 위기는 사람들이 죽음에 대한 인식이 높아지면서 삶에 대한 존재 또는 실존, 정체성에 생기는 위기심이다. 실존의 위기 단계에 빠지면 여러 가지 유형을 겪는다. 우울한 유형(분노나 슬픔, 공허함이 혼합된), 동정심과 친절한 유형, 희생과 베풂의 유형, 삶에서의 불균형 유형 등이 있다.

이 중에서 희생과 베풂의 유형은 초기 사명적인 목적을 가지고 일을 하다가, 어느 시간이 지나고 번아웃 증상처럼 여러 형태를 나타난다.

4

번아웃에 대한
정형화된 사실

    독일계 미국 심리학자이자 심리분석가인 프로이덴버거 Freudenberger(1974)가 처음으로 번아웃 현상을 소개한 이래로 사회과학 분야에서 이에 대한 많은 연구가 진행되어 왔다. 우리나라만 국한하여 보더라도 2019년 한 해만 202건의 학위논문과 177건의 학술지 게재논문이 발간되었다. 이러한 국내외 연구 결과들을 통해서 번아웃에 대한 정형화된 사실들 stylized facts 혹은 전문가들 사이에서 의견의 일치를 보이는 내용들을 소개하고 자 한다.

● 번아웃은 정신병적인 증상을 명백하게 보이지는 않지만 사람들 사이에서 장기간에 걸쳐서 진행되는 부정적인 심리적 상태이다.

● 번아웃을 겪는 사람들은 장기간 동안 "나는 번아웃을 겪고 있다"라고 다른 사람에게 알리지 않는다.

● 번아웃은 무엇보다도 '일과 관련된work-related' 현상이다. 이것이 바로 번아웃을 다른 증상들, 즉 스트레스, 우울증, 만성피로 등과 구분하는 가장 중요한 특징이다. 따라서 번아웃을 직무번아웃 혹은 종업원 번아웃이라고 부르기도 한다.

● 번아웃은 연령이 높은 종업원들보다 이제 막 직장에 취직해서 경력을 쌓아가는 젊은 종업원들 사이에서 더 빈번히 나타나는 현상이다. 많은 연구들이 20대에서 30대 초반의 직장인들에게서 번아웃 현상이 발생한다고 주장한다. 이 문제에 대해서 번아웃의 개인적 요인과 관련하여 제5장에서 자세히 살펴보고자 한다.

● 번아웃은 자신의 생애에서 무엇인가 이룩하려는 동기가 강한 사람이나 자신의 성취에 대한 기대 혹은 목표가 굉장히 높은 사람들에게서 관찰된다. 이들은 직장에서 쉼 없이 성공을 추구한다. 이런 면에서 번아웃을 '과성취자 신드롬over-achiever syndrome'이라고도 한다. 불 위on fire에 있어야 번아웃된다는 것이다. 이는 하나의 역설이다. 즉 성공적이고 가치 있는 일에 종사하는 전문직업들이 번아웃에 노출될 위험이

가장 큰 사람들이다. 반대로 일에 대한 동기부여가 약한 사람들은 단지 스트레스를 받거나, 소외감을 느끼거나, 우울증을 겪거나, 혹은 만성피로감을 경험할 뿐 번아웃되지는 않는다.

● 번아웃은 다면적인 신드롬multi-dimensional syndrome이다. 번아웃은 심각한 소진, 당황함 혹은 과장됨 속에서의 고통, 무기력감, 동기부여 및 몰입의 결핍, 일에 대한 부정적 혹은 역기능적 태도 등 다양한 증상을 보인다.

● 번아웃은 어떤 문화적 특성에 국한되지 않는 보편적인 현상이며, 그 증상이나 유형이 국가, 문화, 직업 등에 따라서 다르게 나타나지 않는다. 하지만 일부 연구에서는 번아웃 증상에 대해서 국가 간의 차이점들을 보고하고 있다. 이와 같은 번아웃의 국가적 및 문화적 측면에 대해서는 관련되는 부분에서 별도로 다루고자 한다.

요약 및 종합

5

우리는 앞에서 "번아웃에 대한 일반적 정의가 가능한가?" "번아웃은 다른 심리적 상태와 비교하여 볼 때 뚜렷하게 차별되는 개념인가?" "번아웃은 휴먼 서비스 분야에만 국한되는 현상인가?", 그리고 "번아웃을 측정할 수 있는 객관적 진단기준이 있는가?"라는 네 가지 질문으로 이 장을 시작하였다.

1) 번아웃에 대한 일반적 정의가 가능한가?

번아웃은 다차원적이고 복잡한 현상이기 때문에 하나의 일반적인 정의는 불가능하다. 번아웃은 개인적 차원, 개인 간 차원 그리고 조직 차원에서 파악할 수 있으므로 각각의 차원에서의 번아웃에 대한 정의가 가능하다. 또한 번아웃은 상태로 볼 수 있고 과정으로도 볼 수 있다. 예를 들어, 매슬랙은 번아웃을 개인 간 차원에서 "번아웃은 다른 사람들과 일하는 개인 간 일어날 수 있는 감정적 소진, 비인격화, 그리고 개인성취감의 감소로 나타나는 일련의 증후군"이라는 하나의 상태로 정의하고 있다. 현재까지 번아웃에 대한 연구에서 매슬랙의 이러한 정의를 보편적으로 많이 활용하고 있다(박유이 외, 2019). 따라서 번아웃에 대한 정의는 연구목적이나 상황에 따라서 다르게 적용하여 활용할 수 있다.

참고로 치과의사인 저자에게 개인적으로 다가오는 번아웃의 개념은 Skovholt(2001)가 내린 정의이다. 그는 번아웃을 '의미 번아웃meaning burn-out'과 '돌보기 번아웃caring burn-out'으로 구분하여 정의하였다. '의미 번아웃'은 정서적 발달, 지적 성장, 신체적 안녕과 같은 영역에서 돌봄이 더 이상 삶의 목적이나 의미를 주지 않을 때 생기며, 일의 의미가 사라지고 도움이 안 된다고 느낄 때 의미 번아웃을 경험한다고 하였다. '돌보기 번아웃'은 외부로부터 돌봄을 받지 못하고 일방적으로 돌봄을 제공하는 경우, 돌봄 제공자는 번아웃되고 이를 통해 다시 돌봄 수용자와의 관계형성이 어렵게 되는 것을 말한다. 결국 남에 대한 배려에서 시작한 긍정성의 과잉으로 나타나는 현상이다.

3장

2) 번아웃은 다른 심리적 상태와 비교하여 볼 때 뚜렷하게 차별화 되는 개념인가?

번아웃은 스트레스, 우울증, 만성피로CFS 등과 공통되는 요소들이 있지만 이들과 구별되는 개념이다. 예를 들어, 스트레스는 단기적인 증상을 수반하지만 번아웃은 장기적인 증상으로, 한번 겪으면 회복되기 어려운 증상이다. 따라서 스트레스, 우울증, 만성피로 등이 "옛날의 포도주를 새 병에 담은 것"이라면, 번아웃은 "새 술을 새 병에 담은 것"이라고 해도 무방할 것이다.

3) 번아웃은 휴먼서비스에만 국한되는 증상인가?

번아웃에 대한 초기 연구에서는 대인 관계 차원에서 휴먼 서비스에 종사하는 감정근로자들에 초점을 맞추었다. 하지만 번아웃의 중요한 특징으로 조직 차원에서, 일 혹은 직무와 관련된 증상이 연구되어 왔다. 이를 반영하여 기업경영 측면에서의 번아웃 현상과 스포츠 분야에서 선수와 감독 간의 관계에서 발생하는 번아웃 현상도 분석된 바 있다(예: Cahoon & Rowney, 1984; Capel et al., 1987; Fender, 1989).

더 나아가 번아웃 현상을 가족 영역에까지 확장하여 다루는 연구들도 있다. 예를 들어, 부모번아웃(Pelsma et al., 1989), 결혼번아웃(Pines, 1988), 자녀/아동번아웃(Schulte-Markwort, 2016) 등이다. 이러한 가족번아웃의 맥락에서 보면 한국사회에서도 이미 오래 전부터 번아웃 현상을 겪은 어머니들이 많이 있었다. 외국인들의 입장에서 보면 이해가 되지 않았겠지만, 자식들을 위해 모든 것을 헌신한 우리의 어머니들, 그러나 자신들의 삶을 위해 어머니의 품을 떠나버린 자식들을 바라만 보다가 인생의 허무함을 느낀 어머니들도 일종의 번아웃 상태를 경험했을 것이다.

4) 번아웃을 측정할 수 있는 객관적 진단기준이 있는가?

이 질문에 답하기 위해서는 앞에서 살펴본 번아웃에 대한 과정 측면에서의 정의와 상태 측면에서의 정의를 상기할 필요가 있다. 번아웃의 과정이 시작되어 최종 상태로 진행되기 때문이다. 이러한 최종 상태가 번아웃인지 아닌지는 다양한 진단기준에 의해서 판정할 수 있다. 예를 들어, Freudenberger & Richelson(1980)은 고갈, 냉소주의, 무기력감, 무감정, 편집증 등의 증상으로 번아웃을 판정할 수 있다고 한다. Maslach et al.(1996)은 번아웃은 서비스 질의 저하, 이직, 결근, 사기저하, 불면증, 알콜중독, 가정문제 등을 기준으로 판정할 수 있다고 한다. 상태 측면에서 번아웃의 진단기준들은 서로 다르지만 감정적 소진이 있는지, 신체적 증상보다는 정신적 증상이 강하게 나타나는지, 일과 관련이 있는지, 정신병력이 없는 정상인에게서 나타나는지 그리고 부정적 태도나 행동으로 인해서 일의 성과가 떨어지는지 등의 공통적인 요소를 가지고 있다. 마지막으로 DSM−5$^{Diagnostic\ and\ Statistical\ Manual\ of\ Mental\ disorders-5}$[2]에 기술된 증상도 하나의 진단기준이 될 수 있다.

. . . .

2) DSM-5: 미국 정신의학협회가 발간한 정신장애 진단체계이다. 행동증상과 심리적 증상을 기초로 3000여 가지의 정신질환을 분류하고 있다.

번아웃
이론과 모형

이 장에서는 개인적 차원, 개인 간 차원, 조직 차원의 번아웃 이론과 각각의 모형을 소개한다.

'번아웃'이라는 용어는 학자들이 만들어 낸 개념이 아니라 상담사나 치료사 등 현장 실무자들이 처음 사용하였다. 사회적으로 번아웃이라는 용어가 유행할 때에도 '팝 심리학pop psychology'으로 불려지면서 학계에서는 공식적으로 다루지 않았다. 매슬랙Maslach이 경험했던 바와 같이 MBI* 관련 논문을 심리학 저널에 투고하였지만 편집자로부터 그러한 팝 심리학은 다루지 않는다는 대답을 들을 정도였다. 이와 같이 번아웃에 대한 학계의 부정적 분위기는 번아웃에 대한 이론의 발전을 지연시켰다.

　1980년대 초반에 번아웃 이론은 심리학에서 다루어지는 개념들을 차용하여 이들과 절충하면서 진행되어 왔다. 1980년대 후반에 들어서면서 좀 더 정교한 이론들이 나타나고 실증적으로도 이를 검증하는 연구들이 나타나기 시작하였다(Schaufeli et al., 1993). 하지만 대부분이 현상을 설명하는 데 초점을 맞추면서 모든 이론적 요소들을 아우르는 포괄적 이론 혹은 일반이론이 아직도 없다고 볼 수 있다. 그동안 번아웃에 대한 일반이론의 도출을 시도하지 않은 것은 아니지만 제시된 이론들이 아직도 현실 설명력이 만족스럽지 않은 상황이다(Schaufeli & Enzmann, 1998). 이는 번아웃 현상이 복잡하다는 사실에도 기인한다. 결과적으로 현재 많은 번아웃 이론들이 공존하고 있다.

이 장에서는 공존하는 번아웃 이론들을 다음 세 가지 차원에서 소개하고자 한다. 첫째, 개인적 차원에서 접근한 번아웃 이론들이다. 이 이론들의 특징은 한 개인 내에서 작용하는 요인의 역할과 과정에 초점을 맞춘다. 둘째, 개인 간 차원에서 접근한 번아웃 이론들이다. 이 접근방법은 일터에서 다른 사람과의 까다로운 관계demanding relationship를 강조한다. 셋째, 조직 차원에서 전개되어온 번아웃 이론들이다. 이 접근방법은 조직에서의 관련성을 부각시킨다. 물론 이상의 세 가지 차원의 번아웃 이론들은 상호보완적이다. 단지 강조하는 요인에 차이가 있다. 그리고 각 이론의 모형들도 소개한다.

MBI＊Maslach Burn-out Measure

개인적 차원의
번아웃 이론과 모형

1) 자원보존이론

자원보존이론(Conservation of Resources: COR)은 원래 스트레스에 대한 일종의 일반이론으로 Hobfoll(1989)에 의해서 제시되었다. 하지만 번아웃에 대한 이론적 기반이 없는 상황에서 번아웃을 설명하는 이론으로 응용되고 있다(Hobfoll & Freedy, 1993). COR이론의 핵심은 사람들은 내면적으로 깊숙이 그들이 가지는 가치를 획득하고 유지하며 방어하려는 동기를 가지고 있다는 것이다. 바로 사람들이 가지는 가치가 바로 '자원'이라는 것이다. 자원에는 대상(예: 집, 도구), 상황(예: 직업안정성), 개인적 특성(예: 자아효능감), 힘(예: 돈) 등이 포함된다.

〈그림 4-1〉은 COR이론을 모형화하여 그려 놓은 것이다. 이 모형에 따르면 심리적 스트레스는 그림의 좌측에서 보는 바와 같이, 자원이 위협받거나(예: 자신의 역할이 모호해짐) 자원을 상실

하거나(예: 실업, 이혼) 혹은 자원을 다시 획득하지 못할 때, 자원의 순손실net loss이 초래되는 경우(예: 열심히 노력하였음에도 승진 누락)에 발생한다. 반대로 개인이 자원을 재분배하거나 재투자함으로써 스트레스를 효과적으로 다룰 수 있다. 예를 들어, 실업상태에서 자신의 사회적 네트워크를 통해서 새로운 직장을 선택하여 스트레스를 감소시키는 경우이다.

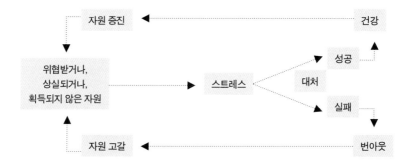

〈그림 4-1〉 자원보존이론: Hobfoll & Shirom(1993)

COR모형에서 핵심은 자원의 풀pool을 구축하는 것이다. 자원의 풀은 개인들로 하여금 미래에 스트레스를 유발하는 사건에 대하여 대처할 수 있게 하는 일종의 보험과 같은 역할을 하기 때문이다. 만약 이러한 대처가 성공한다면 긍정적인 피드백이 열리게 된다. 즉 이득의 나선형이 진행된다. 구체적으로 건강이 증진되며 새로운 자원이 증대된다.

하지만 이득의 나선형과는 반대로 스트레스에 대한 대처가 실패한다면 손실의 나선형이 진행될 수도 있다. 이 경우에는 번아웃(혹은 만성적 직무스트레스)이 초래된다. COR이론에서 번아웃은 개인이 가지는 힘energy의 마모 혹은 장기간에 걸쳐서 진행되는 신체적 피로, 감정적 소진 그리고 인지적 마모 등의 결합 현상으로 정의된다. 이러한 번아웃은 개인 가치의 순손실이 회복될 수 없다고 인식되면 발생한다.

COR이론에서 번아웃의 원인과 증상 또한 자원 손실의 관점에서 설명된다. 일터에서의 자원이 위협당하고 상실되며 충분히 획득되지 않는다면, 이로부터 초래되는 스트레스에 대처하기 위해서 개인적 자원이 사용되어야 한다. 하지만 이러한 자원이 스트레스에 대응하는 데 부족하면 번아웃이 강화되고 자원은 더욱 더 고갈된다. 이에 따라 번아웃된 사람은 자원고갈 문제에 직면하게 되어 적정한 자원배분을 할 수 없는 상황에 이른다.

2) 자아이미지 상실 모형

자아이미지 상실 모형은 번아웃 증후군의 아버지라 불리는 Freudenberger에 의해서 제시되었다. 사실 Freudenberger는 초기에 정신의학 실무자로서 번아웃 현상에 대한 심리적 이론을 제시하지 못했다. 하지만 1980년에 Richelson과 같이 쓴 『Burn-out: How to Beat the High Cost of Success』

라는 책에서 번아웃에 대한 이론적 기반을 제시하고 있다. Freudenberger & Richelson[1980]에서 '번아웃은 역동적이고 카리스마가 있으며 목표지향적인 사람 혹은 이상을 꿈꾸는 사람에게 국한되어 나타난다'고 설명하고 있다. 따라서 번아웃은 어떤 개인이 너무 과도하게 무언가에 전념하거나 과도하게 목표를 추구할 때 생기는 병으로 보고 있다. 번아웃 증상을 보이는 사람들은 예외 없이 비현실적이고 달성할 수 없는 기대를 가지며 불타는 야망을 가진 사람들이라는 것이다.

Freudenberger & Richelson[1980]에 따르면, 자기 자신에 대해 역동적이고 카리스마가 있으며, 지치지 않고 우월한 능력을 가진 사람이라는 이상화된 이미지를 확고하게 믿는 개인이 번아웃을 겪는다. 이의 결과로서 번아웃 후보자들은 그들의 이상화된 이미지를 강력하게 추구하면서 잘못된 대처방법을 선택하게 되며 궁극적으로 감정적인 자원이 고갈된다.

Freudenberger & Richelson[1980]은 이러한 잘못된 대처방법들을 '잘못된 치료'라고 부르고, 철수disengagement, 거리두기distancing, 둔감화dulling, 무감각deadness 등 '4D'라는 용어로 요약한다. 더 나아가 그들은 번아웃을 치유하는 방법도 제시한다. 그것은 친밀감closeness이다. '4D'가 번아웃의 동맹군들이라면 친밀감은 번아웃의 천적과 같다. 하지만 친밀감은 그냥 달성할 수 없다. 진정한 자기 자신의 모습을 정확히 보고 피부로 느껴야 친밀감을 달성할 수 있다고 한다. 만약 친밀감을 달성하고 이를 유지

할 수 있다면 개인의 내면에서 붉게 타고 있는 불은 소진되는 것이 아니라 오히려 따뜻하게 유지 보존된다.

요약하면 Freudenberger & Richelson(1980)은 개인의 에너지 고갈 상태를 번아웃이라는 은유를 통해서 설명하고 있다. 번아웃된 사람은 너무나 오랜 기간 동안 과도하게 환상적이고 이상적인 자아이미지에 집착한 나머지 나중에는 모든 에너지가 고갈되는 상태에 이르게 된다는 것이다. 특히 대처방안으로 번아웃의 천적인 친밀감을 선택하기보다는 잘못된 4D를 선택하기 때문에 번아웃 현상이 약화되지 않는다. 결국 번아웃은 번아웃을 겪는 사람의 능력이 부족해서가 아니라 기대된 보상을 얻지 못하기 때문에 일어나는 현상이라는 것이다.

3) 존재의미 상실 모형

번아웃에 대한 존재의미 상실 모형은 기본적으로 실존주의 심리학existential psychology에 기반하고 있다. 이 모형은 Pines & Aronson(1988)과 Pines(1993)에 의해서 제시되었다. 이 모형은 번아웃에 대한 동기적 접근방법으로 개인이 의미와 중요성에 대해서 가지는 기본적 욕구need가 가장 중요한 역할을 수행한다.

이 모형의 기본 가정은 번아웃되기 위해서는 무엇보다도 먼저 당사자가 '불 위on fire'에 있어야 한다는 것이다. 즉 강한 동기부여가 있어야 한다. 만약 이러한 동기부여가 없는 사람이라면 번아웃을 겪는다기보다는 단순히 스트레스, 소외, 우울, 피로 그리고 존재위기만을 경험할 뿐이라고 주장한다. 이러한 가정 하에 Pines(1996)는 번아웃을 자신의 일로부터 존재의미를 느끼기 위해 노력하는 과정에서 나타나는 점진적인 환멸의 최종 증상으로 본다. 이상을 추구하는 사람들은 열심히 일하는데, 그 이유는 자신의 일이 존재에 대한 의미를 부여하고 더 큰 계획 속에서 삶을 의미 있게 만들 것이라는 기대 때문이다. 하지만 이러한 존재의미에 대한 기대가 충족되지 못하면 번아웃된다. 예를 들어, 종업원들은 그들의 경험이 그들의 의도 및 기대와 일치하지 않을 때 번아웃된다.

〈그림 4-2〉는 존재의미 상실 모형을 그림으로 그려 놓은 것이다. 그림에서 두 개의 피드백 루프feedback loop가 있다. 하나는 긍정적인 루프로서 기대와 경험이 실제와 일치되고 성공이 실현되며 존재의미를 경험한다. 다른 하나는 부정적인 루프로서 기대가 좌절되고 실패를 맛보면 이에 따라 번아웃이 진행된다.

존재의미 상실 모형에서 동기에 대응하는 목표와 기대는 세 가지 유형으로 분류된다. 첫째는 보편적인 동기로서, 성공과 감사를 경험하는 것이 대표적인 것이다. 둘째는 직무관련 동기로서 다른 사람들에게 영향력을 가지는 것 혹은 도움을 필요로 하는 사람들을 돕는 것 등이다. 셋째는 개인적인 동기로서 직업에 대한 내면적 환상에 근거하는 경우가 많다. 어릴 때부터 간호사에 대한 열망을 가지는 것을 예로 들 수 있다. 이와 같은 기대와 목표가 성취될지 여부는 작업환경에 달려 있다. 만약 좋은 환경이 주어진다면 지원, 자원제공, 독립성 부여 등을 통하여 기대와 목표를 달성할 수 있을 것이다. 관료주의, 과중한 업무부담, 역할장애 등과 같이 목표달성을 방해하는 부정적인 요소들도 최소화할 수 있다. 이와 대조적으로 스트레스를 유발하는 나쁜 환경은 목표와 기대를 달성하지 못하게 하여 실패와 번아웃을 초래할 것이다.

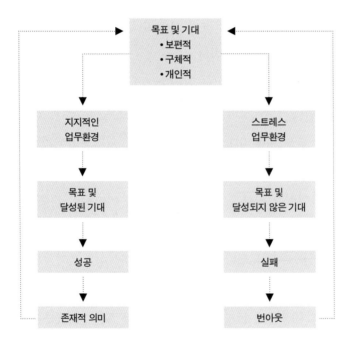

〈그림 4-2〉 존재의미 상실 모형(Pines, 1993)

그림에서 긍적적인 루프와 부정적인 루프는 순차적으로 돌아간다. 번아웃의 경우에 초기에는 긍정적인 피드백 루프가 돌아간다. 하지만 어떤 순간에 '불 위on fire'에 있게 된다. 이후에 어떤 이유로든 환경이 악화되면 부정적인 피드백 루프가 돌아가게 되면서 번아웃 증상이 지속된다.

Pines & Aronson의 존재의미 상실 모형은 제3장 번아웃의 개념 및 정의 문제에서 강조했던 Skovholt(2001)의 '의미 번아웃meaning burn-out'과 일맥상통한다. 이미 소개한 바와 같이 '의미 번아웃'은 정서적 발달, 지적 성장, 신체적 안녕과 같은 영역에서 돌봄이 더 이상 삶의 목적이나 의미를 주지 않을 때 생기며, 일의 의미가 사라지고 자신이 상대방에게 도움이 안 된다고 느낄 때 의미 번아웃을 경험한다고 하였다.

4) 기대패턴 오류 모형

Meier(1983)는 번아웃에 대한 Freudenberger(1980)의 연구 결과들이 너무 정서적인 측면만을 강조하고 있다는 점에 착안하여 인지행동에 입각한 이론을 제시하였다. 이 모형에 따르면 번아웃은 실제 환경에 맞지 않는 잘못된 기대패턴의 결과라고 한다. 기대의 유형은 다음과 같다.

첫째, 강화기대reinforcement expectations로서 어떤 직무성과의 가치와 의미에 관련되는 기대 유형이다. 예를 들어, 대학에서 어떤 교수는 강의 중에 질문을 자주 하거나 적극적 성격을 가진 학생과 함께하는 것을 선호하는 반면에, 어떤 교수들은 조용한 강의 분위기에 더 만족한다. 만약 이러한 개인적인 강화기대가 만족되지 못하면 번아웃을 경험할 가능성이 높아질 것이다. 교수의 경우 자신은 활발한 학생들이 수강하는 반을 원하는데, 실제로 소극적이고 질문도 하지 않는 학생들로 반이 구성된다면 번아웃되기 쉬울 것이다.

둘째는 성과기대outcome expectations로서 어떤 직무성과를 유도하는 행동과 관련되는 기대 유형이다. 예를 들어, 교수가 자신의 과거 경험에 근거하여 어떤 과목의 시험이든지 학생들에게 어려울 것이라고 기대하는 경우이다. 그래서 교수가 어떤 노력을 학생들에게 쏟아 부어도 학생들의 대부분은 실패할 것으로 기대한다. 이때 이 교수는 '학습된 무기력learned helplessness'을 경험하게 된다. 이와 같이 개인의 행동과 얻어지는 성과는 어떠한 연관도 없기 때문에 수동성, 낮은 자기존중감, 그리고 우울감이 진행될 것이다.

셋째는 효능감기대efficacy expectations로서 어떤 직무성과를 달성하는 데 필요한 개인적 능력과 관련되는 기대 유형이다. 다시 교수를 예로 든다면, 교수는 강의하기에 필요한 개인적인 능력이 부족할 경우에 번아웃될 가능성이 높아진다. 이 상황은 어떠한 노력을 해도 성과가 나타나지 않을 것이라는 성과기대와는 다른 개념이다. 이러한 잘못된 효능감기대로부터 개인적인 성취의 부족, 즉 번아웃이 초래된다.

이러한 세 가지 유형의 기대는 개인적 및 사회적 요소에 따라서 영향을 받는다. 예를 들어, 기억력 같은 특정한 인지적 기능, 개인적 신념, 사회적 규범 등과 요소들은 개인의 기대에 영향을 미친다.

5) 행동패턴 방해 모형

번아웃에 대한 행동패턴 방해 모형은 독일의 심리학자 Burisch(1989, 1993)에 의해서 제시된 모형으로, 기본요지는 방해받은 행동패턴이 번아웃을 일으키는 데 핵심적인 역할을 수행한다는 것이다. 이 접근방법은 독일의 행동이론에 근거한 것으로 분석의 기본단위는 이른바 '행동 에피소드action episodes'이다. 이러한 에피소드는 전화 받기와 같은 분 단위부터 경력전환 같은 십 년 단위까지 걸쳐 구성되고 이들은 위계적 구조를 갖는다. 전화 받기는 경력전환의 계기가 될 수 있다.

방해된 행동 에피소드는 순환적 과정을 갖는다. 이는 〈그림 4-3〉을 통해 설명될 수 있다. 이 과정은 한 개인의 숨어있던 동기가 활성화될 때 시작된다. 예를 들어, 어떤 치과의사가 임플란트 수술을 수행할 기회를 갖는 경우 순환적 과정이 시작될 수 있다. 이 수술은 계획되어야만 하고 절차도 잘 준비되어야 한다. 이후에 수술이 수행되어 끝나게 되면 목표는 달성된다.

보상도 받게 될 것이다. 예를 들어, 환자로부터의 감사인사라든가 성공률의 증가, 칭찬, 돈 등을 획득할 수 있다. 이 치과의사는 전 과정을 긍정적으로 평가하고 만족감과 자부심 같은 감정적 상태를 경험할 것이다. 이러한 성공적인 행동 에피소드는 이 치과의사로 하여금 미래에도 또 다른 임플란트 수술을 수행하게끔 하는 동기를 제공할 것이다. 이 과정은 방해받지 않은 행동 에피소드이다.

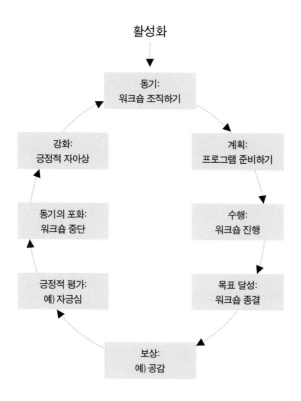

〈그림 4-3〉 방해받지 않은 행동 에피소드 모형(Burisch, 1989)

하지만 행동 에피소드의 과정이 항상 잘 이루어지는 않는다. Burisch(1989, 1993)는 행동 에피소드를 방해하는 4개의 방해패턴을 제시한다. 첫째는 동기에 대한 방해이다. 어떤 목표를 달성하는 데 있어서 이의 달성을 방해하는 장애요인이 존재한다. 앞에서 예로 든 임플란트 수술의 경우 수술계획이 제대로 짜여지지 않은 이유로 환자가 수술을 거부할 수 있다. 심리상담사의 경우에는 피상담자가 치료를 끝내지 않고 중도에 포기하는 경우이다. 둘째는 목표에 대한 방해이다. 어떤 목표이든지 이를 달성함에 있어서 예상치 못한 추가적인 노력이 필요하고 비용이 들어가기도 한다. 예를 들어, 임플란트 수술 전에 임플란트 소재 비용이 갑자기 상승하는 경우이다. 셋째, 불충분한 보상이다. 목표는 달성될 수 있는지 몰라도 보상이 기대수준에 미치지 못할 수 있다. 예를 들어, 수술은 잘 끝나고 환자는 모든 비용을 다 지불했는데 감사의 마음을 표시하지 않는 경우이다. 다른 예로는 교사의 입장에서 볼 때 동기부여가 전혀 안되는 학생, 종업원의 입장에서는 계속 불평불만을 쏟아내는 고객, 간호사에게 현재 이상의 도움을 요구하는 환자 등을 들 수 있다. 넷째는 기대되지 않은 부작용이다. 행동 에피소드에서 기대되지 못한 부작용은 얻은 이득을 부분적으로 상쇄하거나 심지어는 모두 상쇄할 수 있다. 예를 들어, 강의실에서 일부 학생들이 수업을 거부할 수도 있다.

이러한 네 가지 유형의 행동패턴 방해가 번아웃의 원인이

된다. 하지만 하나의 행동 에피소드 패턴이 있다고 해서 번아 웃이 진행되는 것은 아니다. 예를 들어, 치과의사의 경우 환자가 감사의 마음을 표시하지 않는 등 불충분한 보상을 경험하게 되면 즉시 번아웃되는 것이 아니라 '일차적인 스트레스first-order stress'를 받는다. 즉 특정한 상황이나 사건이 개인의 적응자원을 초과하거나 부담을 줄 때 발생하는 통상적인 긴장을 경험한다. 이러한 일차적인 스트레스가 악화되거나, 이에 대한 대처방안이 반복적으로 실패한다면 개인의 독립성이 위협받고 '이차적인 스트레스second-order stress'를 받게 된다.

Burisch(1989)에 따르면 '이차적인 스트레스'에 대해 잘 대처하여 성공하면 오히려 이 스트레스가 개인적인 발전을 이끌 수도 있다. 하지만 이차적 스트레스에 대한 대처가 실패하면 행동 에피소드가 악화되면서 번아웃 과정을 촉발할 수 있다. 예를 들어, 행동계획이 더 경직화되거나 지나치게 엉성하게 되고, 개인의 포부 수준이 감소되며 목표달성에 필요한 개인의 능력이 약화된다. 특히 개인의 자아 이미지가 내면 깊숙한 곳에서 흔들릴 수 있다.

6) 의식-무의식 괴리 모형

　Garden(1991)은 Carl Gustav Jung(1875-1961)의 대안적 정신 역동이론의 무의식에 근거하여 번아웃 현상을 설명한다. 이 모형이 바로 의식－무의식 괴리 모형이다.

　Jung에 따르면 두 개의 상반된 개인특성이 존재한다고 한다. 하나는 '감정유형feeling types'으로, 유화적인 마음과 함께 다른 사람들에 대한 관심과 각성으로 특징 지어지는 사람들이다. 다른 하나는 '사고유형thinking types'으로, 무감각적이고 목표성취 위주이며 다른 사람에 대해서 무관심한 사람들이다. 이러한 두 가지 유형은 각각의 개인에서 동시적으로 시현되는 영적 기능을 나타낸다. 이러한 영적 기능들 중의 하나는 종종 선호되며 자아는 그러한 의식적인 기능과 함께 정체성을 갖는다. 반대로 덜 선호되는 기능은 많은 부분 무의식적인 영역에 남아있게 된다.[1]

　Garden(1991)에 따르면 사람들은 그들의 개인적 특성에 따라서 직업을 선택하는데, 건강 관련 직업, 카운슬링, 교육 등의 분야에서 감정유형과 사고유형의 비중은 4:1 정도라고 한다. 반대로 엔지니어, 경영 등의 분야에서는 사고유형이 지배적인 것으로 나타나 감정유형과 사고유형의 비중이 1:4로 나타난다.

. . . .

1) 자율성과 보상작용

Garden(1985, 1987, 1988, 1989, 1991)은 그의 일련의 실증연구를 통해서 세 가지 정신역학적 원리를 제안하고 있다. 첫째, 역진행의 과정으로서 번아웃은 특정한 유형과 관련된 특성의 감소를 수반한다. 감정유형에 속하는 사람이 번아웃되는 경우 다른 사람에 대한 관심이 감소되고, 반대로 사고유형에 속하는 사람이 번아웃되면 야망의 수준과 성취하려는 의욕이 낮아진다. 둘째, 수렴의 과정이다. 감정유형과 사고유형이라는 두 개의 상반된 유형들은 번아웃이 일어나지 않을 때에는 차이를 보이지만 번아웃 상황에서는 유사한 상태로 수렴한다. 예를 들어, 감정유형의 사람은 번아웃 수준이 낮을 때에만 다른 사람에 대한 관심 수준이 높게 된다. 만약 번아웃 수준이 높게 되면 다른 사람에 대한 관심 수준이 낮아져 사고유형 사람들의 수준과 같아질 수도 있다. 셋째, 번아웃은 개인의 특성이 직업과 맞을 때 나타난다. 이론적으로 감정유형의 사람들은 감정적인 요구를 다루는 데 익숙한 반면에, 사고유형의 사람들은 정신적 요구에 잘 대응할 것이다. 실제로도 직종에 관계없이 감정적인 요구는 감정유형의 사람들에게서의 번아웃을 예측하고 정신적인 요구는 사고유형의 사람들에게서 번아웃을 예측하다. 즉 번아웃은 각 유형의 특성이 자연스럽게 잘 적응되는 요구의 종류와 강하게 연계되어 있다.

그렇다면 이와 같은 실증분석을 통한 원리는 어떻게 설명될 수 있는가? Jung의 관점에 따르면, 만약 어떤 이유로든 간에 영혼의 에너지가 고갈된다면 현재 지배적인 의식의 기능이 무의식으로 전환되고 반대의 억압된 기능이 나타난다. 무의식의 영역으로 들어가 잠겨버린 감정기능은 감정유형의 사람으로 하여금 관심과 환대를 가지고 다른 사람과 관계 맺는 것을 방해한다. 동시에 억압된 무의식의 사고기능이 비인격화와 같은 파괴적이고 부정적인 방향으로 나타날 수 있다. 사고유형의 사람들도 마찬가지이다. 이들이 번아웃되면 성취의욕은 부서지고 부분적으로 부드러운 마음으로 대체된다. 무의식의 세계로 들어가는 현상은 역진행과 수렴의 원리로도 잘 설명한다. 왜냐하면 이 두 과정은 번아웃 전에는 의식적인 기능이 번아웃 이후에는 더 이상 의식적이지 않는 것을 말해주기 때문이다.

번아웃이 직업과 특성유형 간에 격차가 아니라 적합성 때문이라는 사실은 유사한 정신역학적 자기규제 과정에 의해 설명될 수 있다. Jung의 이론에 따르면 하나의 기능에 과도하게 의존하는 것은 영혼의 불균형을 초래한다. 이 때 영혼은 무의식의 영역에서 정반대의 유사한 증가에 의해서 상쇄된다. 그래서 어떤 사람이 감정기능에 너무 의존하는 것은 무의식적인 사고의 저수지를 채우는 역설적인 효과를 가진다. 반대로 어떤 사람이 사고기능에 너무 의존하는 것은 무의식적인 감정의 저수지를 채우는 역설적인 효과를 가진다. 따라서 억압된 기능이 나타날 때 부정적인 효과는 더욱더 파괴적인 방향에서 진행될 것이다. 마지막으로, Jung에 따르면 의식의 영역으로부터의 기능 후퇴와 무의식 기능의 출현은 영혼의 힘을 고갈시킨다.

의식-무의식 괴리 모형을 요약하면 다음과 같다. 어떤 개인의 영혼의 힘이 고갈될 때, 즉 스트레스를 받게 되면 의식적 기능이 무의식의 영역으로 떨어지고 억압된 무의식 기능이 작동된다. 이는 개인의 자원을 고갈시키는 에너지 소비적 과정으로 하나의 악순환이 시작할 가능성이 커진다. 더 나아가 하나의 영적 기능에 과도하게 의지하게 되면 이에 대응하는 무의식 영역에서 부정적인 충격의 여파가 증가한다. Jung의 관점은 무의식과 의식의 영적 기능 간의 불균형의 통제 이외에 번아웃은 상이한 특성 유형에 따라서 다르게 전개된다는 점을 강조하고 있다.

7) 점진적 환멸 모형

점진적 환멸 모형은 Edelwich & Brodsky(1980)에 의해서 전개되었다. 이 모형의 기본요지는 개인의 초기 환상적 기대는 현실 속에서 좌절된다는 것이다. 이 모형에 따르면 휴먼 서비스 분야에 고유한 열망은 실현되기 어렵다고 한다. 왜냐하면 성과측정기준의 결여, 저임금, 빈약한 경력전망, 불충분한 지원, 낮은 사회적 지위 등 좌절의 원인들이 존재하기 때문이다. 즉 번아웃의 과정은 점진적 환멸의 진행과정이다. Edelwich & Brodsky(1980)는 점진적 환멸은 다음 네 단계로 진행된다고 한다.

첫째 단계는 열정단계이다. 어떤 사람이 첫 직장에 들어가면 열정을 가지고 열심히 일하며 직업이 자신의 모든 것이 된다. 이 단계의 특징은 열정적인 이상주의, 원대한 희망 그리고 비현실적인 기대이다.

둘째 단계는 정체단계이다. 이 단계에서는 초기의 높은 기대는 현저하게 감소된다. 전 단계에서 가졌던 사람에 대한 과도할 정도의 관심 대신에 자기 자신의 욕구충족에 주목하게 된다. 칭찬 인정, 임금, 근로시간 등이 중요 관심사로 대두되기도 한다.

셋째 단계는 좌절단계이다. 이 단계에서는 무기력 증세가 나타나고, 그 정도가 증가하면서 좌절감이 시작된다. 초기 단계에 존재했던 환상적인 기대는 물론이고 다른 개인적 욕구들도 충족되지 못한다. 이 시점에서 저임금, 소속기관의 지원부족, 나쁜 사무실 분위기 등은 부정적인 역할을 가지는 주요 원인들이다. 모든 것에 대하여 의문을 가지기 시작한다. 특히 정서적, 인지적, 신체적 증상들이 나타난다.

넷째 단계는 냉담단계이다. 이 단계에서 종업원은 신체적으로나 정신적으로 자신의 일로부터 도망치고 싶게 된다. 회사에 결근을 하게 되며 직장에서 다른 사람들과의 관계를 회피한다. 심리적인 측면에서는 삼성석인 분리, 냉소주의, 무감각 등의 현상이 나타난다. 최소한 에너지만 사용하고 도전에 대하여 포기 상태에 접어든다.

이상과 같은 점진적 환멸 모형은 기본적으로 번아웃을 하나의 과정으로 보고 있다. 그리고 이러한 과정이 진행되게끔 하는 원인은 개인의 꿈과 세상 현실과의 격차라고 설명한다. Edelwich & Brodsky(1980)의 말을 빌리면 "번아웃의 씨앗은 현실 세계가 개인의 꿈과 일치될 것이라는 가정 속에 있다"라고 말하고 있다.

8) 자기애 장애 모형

Fischer(1983)는 자기애적 개인특성 장애를 번아웃 현상으로 보았다. 그는 번아웃되는 사람에 있어서 자기존중감에 대한 기본적 감각은 자기애적 환상에 근거하고 있다고 본다. 자기애적 환상이란 자기 자신은 특별하고 우월하다는 잘못된 생각이다. 이러한 당당함의 환상illusion of grandiosity을 가지는 사람들은 전반적이면서도 강도 높은 쾌락을 느낄 수 있다. 이러한 쾌락은 마약 중독자들이 느끼는 쾌락과 같이 매우 높다.

이에 따라서 자기애적 환상을 가진 사람은 이를 위협하는 어떤 것도 회피하려 할 것이다. 예를 들어, 직장을 잘못 선택했다고 생각하는 것 등이다. 만약 당당함의 환상을 포기하든지 아니면 자원을 소진할 것인지의 선택에 직면했을 경우 번아웃을 겪는 사람은 명백하게 자신의 자원이 소진되는 쪽으로 의사결정을 한다고 한다. 다시 말해서 잘못된 당당함의 환상을 계속 유지한다. 이러한 주장은 자신이 가지는 이상을 상실할 때 번아웃이 진행된다는 학자(예: Edelwich & Brodsky, 1980)들과는 대조를 이루고 있다.

한편 Glickauf-Hughes & Melhman(1995)은 '당당함의 자기애'의 반대 현상인 '우울한 자기애'의 경우에도 번아웃이 진행될 수 있다고 한다. '우울한 자기애'의 가장 두드러진 특징은 불안정한 자기존중감이다. 여기서 불안정한 자기존중감은 자기 자신의 느낌에 대한 확실성에 의존하기보다는 다른 사람으로부터의 감정적인 피드백에 의존한다. 이러한 다른 사람에 대한 감정적 의존현상을 '청중감도audience sensitivity'라고 부르고, 주로 아동기 시절에 형성된다고 한다. 특히 자기애로 왜곡된 부모를 가진 아동은 청중으로서의 역할을 다하다 보면 자신도 감정적 촉각을 발전시키게 된다. 이러한 감정적 촉각은 불안정한 자기존중감이라는 비용을 지불하고 형성되며 후에 감정적 돌봄이가 될 수 있다. 하지만 이들의 자기애는 아동처럼 남용되어질 가능성이 높다. 따라서 다른 사람을 돌보는 사람들에게는 우월한 감정적인 촉각은 강점이 아니라 약점이 될 수 있다. 왜냐하면 다른 사람의 욕구와 감정에 자신이 맞추어져 있다는 것은, 특히 자기존중감이 불안정한 사람에게는 매우 까다로운 과정이기 때문이다. 여기서 하나의 역설이 나타난다. 평판이 좋을 뿐만 아니라 감정이 풍부한 돌봄이는 번아웃될 위험이 높다는 것이다. 왜냐하면 자기자신에 대한 욕구는 반응하지 않고,

동기부여 되지 않은 상대방에 의해서 만족되지 않는 경향이 있기 때문이다.

개인 간 차원의
번아웃 이론과 모형

1) 사회적 능력 결여 모형

　사회적 능력 결여 모형은 번아웃에 대한 개인적 차원의 접근방법에서 개인 간 차원의 접근방법으로 가는 이행단계에 위치하고 있다. 왜냐하면 다른 사람을 도와주는 돌봄이helper의 경우, 그의 능력은 개인적 특성으로서 다른 사람들과의 사회적 관계 속에서 파악할 수 있기 때문이다. 이 모형은 Harrison(1983), Cherniss(1993) 등에 의해서 제시되었다. 〈그림 4-4〉가 이 모형이다.

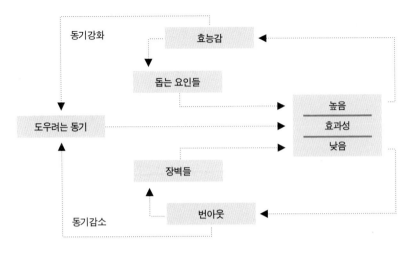

동기강화

효능감

돕는 요인들

도우려는 동기

높음

효과성

낮음

장벽들

번아웃

동기감소

〈그림 4-4〉 사회적 능력 결여 모형(Harrison, 1983)

　사회적 능력 결여 모형의 기본 가정은 번아웃은 도움을 받
는 자와 개인 간 관계에서 인식된 능력 및 효과와 역관계를 가
진다는 것이다. 〈그림 4-4〉에서 보는 바와 같이 사회적 능력
결여 모형에서는 두 개의 피드백 루프가 작동한다. 그림의 위
쪽은 긍정적인 피드백 루프로 더 높은 동기를 부여한다. 반대
로 그림 아래쪽은 부정적인 피드백 루프로 번아웃을 초래한다.
중요한 점은 사회적 능력이 번아웃의 요인이 될 수 있다는 것
이다. Harrison(1983)에 따르면, 사회적 능력은 어떤 개인이 다
른 사람과의 서로 교류하는 능력, 더 나아가 사회적 환경에 영
향을 미치는 능력에 대해서 어떻게 느끼느냐 하는 것이다. 도
움을 주는 자로서의 개인이 만약 사회적 능력이 있다고 인식
한다면 동기부여가 충만해질 것이다. 하지만 자신의 영향력이

매우 약하다고 생각하면 번아웃을 경험한다. 다시 말해서, 자신의 의도와 현실이 일치하지 않으면 원하는 효과를 달성하지 못할 가능성이 커지며 이에 따라서 번아웃이 초래된다. 이때 외부환경(예: 분명한 목표) 및 개인적인 특성(기능)은 개인으로 하여금 사회적 능력이 있다고 생각하게 하지만 페이퍼 워크, 과중한 업무 그리고 피드백의 결여 등과 같은 장애요인들은 노력을 헛되게 하고 궁극적으로 번아웃을 초래한다.

한편 Cherniss(1993)는 번아웃은 직무상의 자기효능감self-effi-cacy과 부(−)의 관계를 가진다고 주장한다. 여기서 자기효능감이란 사람들이 전문가로서 직무를 성공적으로 수행할 수 있다는 능력에 대한 믿음을 말한다. 그에 의하면 자기효능감은 세 가지로 구분된다. 첫째, 일과 관련된 영역으로서 전문적인 역할을 수행할 수 있는 기술적 능력이다. 둘째, 다른 사람과의 관계 영역으로서 일을 수행할 때 다른 사람과 협력하여 조화롭게 일할 수 있는 능력이다. 셋째, 조직영역으로서 조직 내에서 사회적 및 정치적 영향력을 발휘할 수 있는 능력이다. Cherniss(1993)는 목표달성은 직무상 자기효능감과 동기를 유발하지만, 실패하는 경우에는 동기를 약화시켜 궁극적으로는 번아웃을 유발한다고 주장한다. 특히 그는 조직 영역에서의 자기효능감의 상실을 번아웃의 주요 발생원인으로 지목한다.

2) 감정 과부화 모형

　감정 과부화 모형은 Maslach(1982, 1993)에 의해서 제안되었다. Maslach은 번아웃의 요인으로서 감정적 소진, 비인격화, 미흡한 개인적 성취 등 세 가지를 들고 있다. 감정적 소진은 스트레스 요인이고, 비인격화는 대인관계 차원의 요인이고, 미진한 개인적 성취는 자기평가 차원의 요인이다. 그녀는 번아웃을 직장의 개인 간 관계 속에서 내장되는 부정적인 개인 경험으로 간주한다. 구체적으로 두 사람, 즉 도움을 주는 자와 도움을 받는 자 간의 사회적 관계 속에서 번아웃 현상을 분석한다. 이를 반영하여 Maslach은 사회복지사, 의사, 경찰, 교사, 성직자 등 다른 사람에게 도움을 주는 직업에 종사하는 사람들을 대상으로 연구를 진행해 왔다.

　〈그림 4-5〉는 Maslach의 감정 과부화 모형을 잘 보여주고 있다. 이 모형의 요지는 다른 사람에게 도움을 주는 관계에서 대인관계 요구가 감정적 소진을 가져와 번아웃을 초래한다는 것이다. 감정적 소진이란 어떤 사람이 다른 사람과 접촉하는 과정에서 감정적으로 과도하게 확장되고 고갈된 느낌을 말한다(Maslach & Jackson, 1984). Maslach에 의하면, 도움을 주는 사람과 도움을 받는 사람 간의 접촉은 본질적으로 어렵다고 한다. 왜냐하면 도움을 주는 감정서비스 종사자들은 도움을 필요로 하는 문제 있는 사람들(예: 환자)을 다루기 때문이다. 다시 말해서, 도움을 주는 관계는 감정적으로 충전되고 내면적으로 무거

운 심리적 부담을 느낀다. 도움을 주는 사람은 양적 요구 측면에서 상대방과 오랜 기간 동안 직접적으로 접촉해야 하며, 질적 요구 측면에서는 상대방과의 강도 깊게 반복되는 감정적인 상호관계를 다루는 기술 및 지원의 부족을 극복해야 한다.

　이와 같은 감정적인 요구를 다루고 업무를 효율적 및 효과적으로 잘 수행하기 위해서 〈그림 4-5〉에서 보는 바와 같이 감정근로자들은 무관심detached concern이라는 기법을 사용할 수 있다 (Maslach, 1982). 무관심이란 도움을 주는 사람이 관계 속에서 강한 심리적 불안감을 회피하기 위해서 도움을 받는 사람을 멀리하거나 객관적 대상으로 다루는 것을 말한다. 관심을 가지되 분리된 관심을 보이는 태도이다.

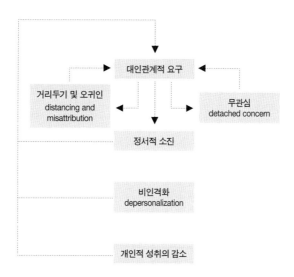

〈그림 4-5〉 감정 과부화 모형(Maslach, 1982)

예를 들어, 의사들이 환자들에 대한 감정적인 거리와 열정을 적절히 혼합하는 행동이다. 이때 자기 자신을 다른 사람으로 부터 멀리 떨어뜨려 놓아야 하지만, 반대로 도움을 주어야 하기 때문에 진정한 관심과 격리된 객체 간에는 상충관계가 존재한다.

도움을 주는 사람이 도움을 받는 자와의 관계에서 스트레스를 피하기 위한 거리두기 방법에는 '경멸적 명칭 붙이기'(예: '그들은 짐승이다'), '전문적 용어 사용'(예: '양육'), '지능화'('그는 과대망상 증후군을 보이고 있어'), '공격적 유머', '신체적 거리두기'(예: 멀리 서 있기, 눈 마주치기 회피), '심리적 거리두기'(예: 업무회피) 등이 있다. 이러한 방법들은 자기방어 과정으로 '비인격화'라는 말로 요약할 수 있다. 즉 다른 사람들에게 반응할 때 과도한 감정적 느낌으로부터 자신을 보호하기 위한 방법들이다. 이뿐만 아니라 어떤 일이 안 좋게 진행될 때 근무환경을 탓하기보다는 사람을 탓하기도 한다. 즉 도움을 받는 사람(예: 희생자)을 탓하거나 자기 자신을 탓한다. 이러한 방법들은 분명 쌍방의 관계를 악화시킬 것이고, 이에 따라 대인 스트레스가 증가하고 감정적인 자원은 고갈될 것이다.

이러한 과정에서 도움을 주는 사람이 번아웃 증후군으로 가느냐 여부는 긍정적인 인간화 상황에서 부정적인 비인격화 상황으로 간다는 인식의 전환 여부에 달려있다. 다시 말해서, 도움을 받는 자와의 '거리두기'와 부적응이 습관화된 패턴을 보이면, 경직화, 무관심, 냉소주의 등 비인격화가 진행되어 결국 번아웃을 겪게 된다. 더 나아가 도움을 받는 사람들도 도움을 주는 사람들에게 항상 긍정적으로 반응하지는 않는다. 그들도 상대방이 주는 지침이나 충고를 받아들이지 않거나 중도에 포기하기도 한다. 이에 따라 돌봄이나 서비스의 질이 손상되면서 비인격화를 더욱 촉진시킨다. 다시 말해서, 부정적 피드백negative feedback이 작동한다.

3) 감정노동 모형

감정노동이란 업무수행과정에서 고객을 직접 대할 때 실제로 자신이 느끼는 감정이 아니라도 서비스를 제공하기 위해 표현해야 하는 노동을 말한다. 감정노동자는 감정노동서비스를 수행하는 사람들로서 주로 간호사, 교사, 사회복지사, 은행창구직원, 판매원, 전화상담원, 항공기승무원 등을 말한다.

번아웃 현상을 설명하려는 감정노동 모형은 이러한 감정노동의 양과 질이 번아웃을 초래한다는 이론이다. 먼저 감정노동의 양은 감정표현의 빈도수, 집중도 그리고 변동성 정도로 측정되며, 〈그림 4-6〉에서 보는 바와 같이 번아웃 현상에 직접직으로 영향을 미친다. 첫째, 고객과의 접촉 빈도수가 많아질수록 번아웃될 가능성이 커진다. 예를 들어, 은행 창구에서 업무를 보는 은행원이 고객과 접촉하고 상호작용하는 빈도수가 많아질수록 그 은행원은 번아웃될 가능성이 커질 것이다. 둘째, 감정표현의 집중도도 역시 번아웃 현상에 직접적으로 영향을 미친다. 예를 들어, 항공기 승무원들은 고객에게 단기간 집중적인 감정을 표현하지만 입원 병동의 간호사들은 장기간 집중적으로 환자에게 감정을 표현하게 된다. 후자가 번아웃될 가능성이 커질 것이다. 셋째, 감정표현의 변동성이 넓을수록 번아웃될 것이다. 예를 들어, 항공기 승무원은 웃는 얼굴로만 고객을 대하면 되지만, 학교의 선생님들은 웃는 얼굴뿐만 아니라 학생들에게 공정함이나 교육을 위해서 안 좋은 감정표현을 하는 경우가 있다. 이 경우 당연히 선생님들이 번아웃될 가능성이 클 것이다.

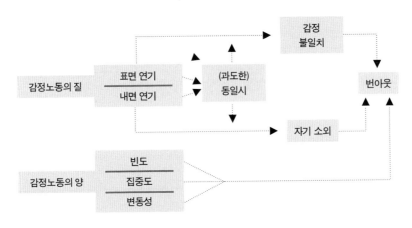

〈그림 4-6〉 감정노동 모형

한편 감정노동의 질도 번아웃에 영향을 미친다. 감정노동의 질은 두 가지 유형으로 나누어 볼 수 있다. 하나는 표면연기surface acting이고, 다른 하나는 내면연기deep acting이다(Hochschild, 1983). 표면연기는 자기는 실제로 그렇게 느끼지 않지만, 말이나 얼굴 표정, 몸짓, 목소리 등을 통해서 그렇게 보이도록 행동하는 것이다. 내면연기는 자신이 표현하기를 원하는 감정을 실제로 느끼고자 하는 행동을 말한다. 내면연기는 감정을 불러일으키려는(혹은 억제하려는) 경우도 있고, 훈련된 상상을 동원하여 연출할 수 있다. 훈련된 상상이란 관련된 감정을 이끌 생각, 이미지 등을 떠올리는 노력이다.

이상과 같은 표면연기와 내면연기는 〈그림 4-6〉에서 보는 바와 같이 간접적으로 영향을 미친다. 먼저 표면연기는 감정적 부조화emotional dissonance라고 불리는 일종의 긴장감을 가져오며, 이는 다시 번아웃을 초래한다. 실제로 느끼는 감정과 표현해야만 하는 감정 간의 괴리, 즉 표면연기가 번아웃을 초래하는 이유는 바로 그것이 감정적 소진과 비인격화(냉소주의, 금단증세, 무심함 등)를 촉진시키기 때문이다. 한편 내면연기는 자기소외self-alienation를 초래하여 번아웃 상태에 도달하게 한다. 왜냐하면 관련된 감정을 불러일으키려는 노력, 즉 내면연기는 자신의 진정한 자아와의 교감을 잃어버리도록 함으로써 자기소외를 초래하여 자신의 진정한 감정을 표현하는 능력 자체를 손상시키기 때문이다. 내면연기는 에너지가 많이 소비되는 행동이다. 따라서 이것이 장기간 지속되면 감정적인 고갈이 오면서 번아웃을 경험하게 된다.

4) 호혜성 결여 모형

호혜성 결여 모형은 돌보는 자와 돌봄을 받는 자와의 관계에서 출발한다. 여기서 중요한 점은 돌보는 자가 돌봄을 받는 자에게 감정과 서비스를 제공하면서 돌봄을 받는 자로부터 응분의 대가를 기대하는데, 그것이 실현되지 못하는 경우 〈그림 4-7〉에서 보는 바와 같이 번아웃 현상을 겪게 된다는 것이다 (Buunk & Schaufeli, 1993; 1998; Van Dierendonck, Shaufeli, & Buunk, 1998). 일반적으로, 돌보는 자는 돌봄을 받는 자에게 무엇인가 더 주려고 하지만 돌봄을 받는 자는 장기간 동안 고통을 받는 상황에 있거나 돌봄을 받는 것을 당연시 여기기 때문에 돌보는 자에게 긍정적으로 반응하지 못하게 된다.

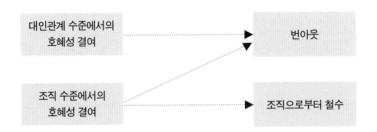

〈그림 4-7〉 호혜성 결여 모형(Schaufeli et al., 1996)

5) 감정적 전염이론

번아웃에 대한 감정적 전염 모형은 번아웃의 원인보다는 사람들과의 관계 속에서 왜 널리 퍼지는가를 설명하는 이론이다. 이 이론에 따르면 번아웃은 유행성 감기가 널리 퍼지듯 혹은 병원에서 병원균이 감염되듯 사람들과의 관계 속에서 확산된다고 한다(Edelwich & Brodsky, 1980). 예를 들어, 어떤 사람이 조직 내에서 번아웃되면, 그 사람은 다른 동료와 그 번아웃 현상을 같이 느끼게 되어 다른 동료들도 번아웃된다는 것이다.

조직 차원의 번아웃 이론과 모형

3

1) 현실충격 모형

현실충격reality shock이란 어떤 사람이 직장에 처음 들어갈 때 초보자로서 아직 준비되어 있지 않은 자신을 발견할 때 일어나는 상황이다. 즉 현실충격을 받으면 자신이 전문직업인으로서 가졌던 이상, 의도, 기대 등이 조직의 현실에 맞부딪혀 산산히 깨진다.

현실충격 모형은 Cherniss(1980a, 1993)가 주장한 이론으로 바로 이러한 현실충격이 번아웃을 초래한다는 것이다. 〈그림 4-8〉에는 번아웃에 대한 그의 논지가 요약되어 있다. 이 모형의 핵심에는 직장환경과 사람으로부터 초래되는 스트레스가 자리 잡고 있다. 바로 이 직장에서의 스트레스는 고통distress을 초래하는데, 이 고통은 번아웃을 유발시킨다. 즉 직무적인 에너지가 고갈되면서 부정적인 태도가 습관화된다. 하지만 그림에서 보는 바와 같이 스트레스에 의한 고통은 당면한 문제를 적극적으로 해결하는 긍정적인 요인으로 작용하기도 한다.

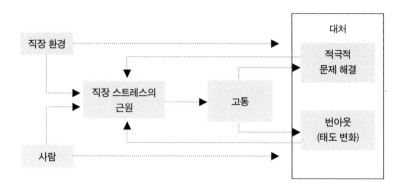

〈그림 4-8〉 현실충격 모형(Cherniss, 1980)

Cherniss(1980a)는 직장 초기 감정근로자들에게서 나타나는 번아웃의 유발요인인 스트레스의 유형을 다음 다섯 가지로 제시하고 있다.

● **자신의 능력에 대한 회의**: 장기간 학교에서 교육과 훈련을 받고 직장에 취업을 하더라도 초기에는 자신의 역할에 준비가 덜 되어 있다고 느낀다.
● **까다로운 고객**: 고객과의 갈등 속에서 동기부여가 안 된다.
● **관료주의**: 감정노동 초보자들은 독립적인 자유인으로서 행동하기보다는 사람들의 눈치를 보거나 제안서 작성 등에 전념하게 된다.

- **자극 또는 성취감의 결여:** 초보자들이기 때문에 일의 의미에 대한 이해가 미흡하거나 지적인 탐구력이 부족하다.
- **공동체 의식의 결여:** 감정노동 초보자들은 동료들을 자신에게 도움이 되기보다는 경쟁이나 갈등의 대상으로 보고 긴장하는 경향이 있다.

2) 사람-일 불일치 모형

Maslach은 처음에는 번아웃을 개인 간 차원에서 보았지만, 조직 차원에서도 번아웃 현상을 설명하고 있다(Maslach & Leiter, 1997). 그녀는 번아웃을 조직 차원에서 다음과 같이 재정의하고 있다.

"번아웃은 사람 자체와 그 사람이 해야 하는 일과의 일탈dislocation의 지표이다. 번아웃은 가치, 권위, 정신, 그리고 의지의 잠식erosion이다. 한 마디로 인간 영혼의 잠식 현상이다."

즉 번아웃은 사람과 일과의 불일치mismatch라는 것이다. 구체적으로 종업원이 할 수 있는 것보다 회사가 더 큰 것을 요구하거나, 종업원이 필요로 하는 것보다 회사가 더 적게 제공하는 상황이 장기간 지속되면 번아웃을 겪게 된다. 사람과 일의 이런 불일치는 직종과는 무관하다. 감정적 서비스 제공자뿐만 아니라 그 이외의 직업 종사자에게서도 발생한다. 사람-일 불일치 모형에 따르면 번아웃의 가장 중요한 원인으로 여겨졌던 감정적 과부화도 사람과 일 간의 불일치의 특별한 요인이다 (Maslach, 1993; Leiter, 1993). 그리고 번아웃의 원인으로서 사람과 일 간의 불일치 유형을 다음과 같이 6가지로 제시하고 있다(Maslach & Leiter, 1997).

- **과중한 업무 부담**: 너무나 부족한 자원과 시간으로 너무나 많은 일을 달성해야 한다.
- **통제의 결여**: 선택이나 의사결정의 기회가 없고, 문제를 해결하거나 생각할 수 있는 능력을 사용하기 어렵다.
- **보상의 결여**: 일에 대한 보상이 물질적으로나 심리적으로 충분하지 않다.
- **지역사회**Community **불일치**: 사람들이 집단 내 다른 사람과의 긍정적인 연결고리를 잃어버렸을 때 발생.
- **공정성의 결여**: 종업원들은 불평등하게 취급된다고 느끼며 존중받는 느낌이나 자기 가치에 대한 확신이 없다.
- **가치의 불일치**: 일의 요건이 개인적인 원칙 또는 가치와 합치되지 않는다.

3) 악순환 모형

번아웃에 대한 악순환 모형virulent process model은 Golembiewski 와 그의 동료들에 의해서 제시되었다(Golembiewski & Munzenrider, 1988; Golembiewski et al., 1996). 이 모형에 따르면 〈그림 4-9〉에서 보는 바 와 같이 번아웃은 열악한 작업장의 특성에 따른 직장스트레스 에 의해서 유발되고, 다시 번아웃은 신체적 증상, 생산성의 감 소, 저조한 성과 등의 부정적인 현상을 초래하며 이러한 과정 은 계속적으로 악순환된다. 이는 개인적인 차원에서뿐만 아니 라 조직 전체에 대해서도 성립된다.

〈그림 4-9〉를 보다 구체적으로 보면, 열악한 직업 특성은 번아웃을 유발시키는 한편, 신체적 증상과 저조한 성과를 초래 한다. 더 나아가 번아웃은 신체적 증상과 생산성 감소를 가져 오며, 한편으로는 저조한 성과를 초래한다. 또한 일의 성과와 생산성은 서로 정(+)의 영향을 주고 받으며 신체적 증상은 저 조한 성과를 가져오며 저조한 성과는 신체적 증상을 가져온다.

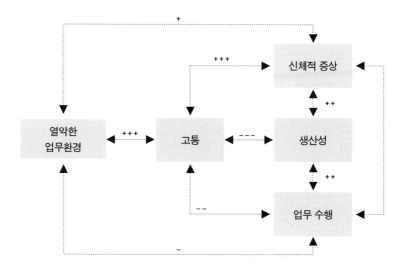

〈그림 4-9〉 환경모형에서의 관계 강도(strengths of relationships)

4) 조직 차원의 감정전염 모형

번아웃에 대한 조직 차원의 감정전염모형model of emotional conta-
gion in organization은 Barsade et al.(2018)에 의해서 제시되었다. 〈그
림 4-10〉에서 보는 바와 같이 이 모형의 출발점은 개인이나
그룹의 정서적인 자극affective stimulus이다. 개인이나 그룹은 감정,
분위기 그리고 부정적 혹은 긍정적 정서를 표출함으로써 감정
전염의 과정을 출발시킨다. 이것은 다시 개인, 그룹, 조직, 더
나아가서 사회 전체적인 감정 혹은 분위기에 영향을 미친다.

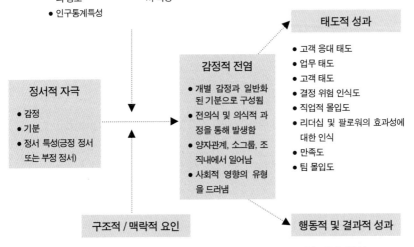

개인적 차이

수용자 특성
- 정서적 자극을 보내는 전달자에게 끌림
- 집단적-개인주의적 성향
- 조직 몰입도
- 수용력 및 개방성의 정도
- 인구통계특성

- 외향성 및 정서 반응성
- 감정·사회적 신호, 피드백에 대한 주의력
- 상호의존성에 대한 인식
- 자기-점검
- 감정적 전염에의 민감성
- 긍정적 또는 부정적 정서 특성

전달자 특성
- 감정 노동 표현의 진정성
- 타인의 감정에 영향을 미치는 능력 및 표현력

태도적 성과
- 고객 응대 태도
- 업무 태도
- 고객 태도
- 결정 위험 인식도
- 직업적 몰입도
- 리더십 및 팔로워의 효과성에 대한 인식
- 만족도
- 팀 몰입도

감정적 전염
- 개별 감정과 일반화된 기분으로 구성됨
- 전의식 및 의식적 과정을 통해 발생함
- 양자관계, 소그룹, 조직내에서 일어남
- 사회적 영향의 유형을 드러냄

정서적 자극
- 감정
- 기분
- 정서 특성(긍정 정서 또는 부정 정서)

구조적 / 맥락적 요인

집단 특성
- 집단 분위기
- 집단 갈등
- 집단 자격 안정성
- 집단 기분 조절 규준

상호의존성
- 사회적 상호의존성
- 업무 상호의존성

기타
- 산업 및 직업 유형
- 소셜미디어 플랫폼 유형

행동적 및 결과적 성과
- 의사소통적 반응성
- 고객 서비스 평가
- 감정적 노력
- 집단 갈등
- 집단 협력
- 집단 협응
- 집단 노력
- 조직 시민 행동
- 정책 및 협상결과
- 자기-평가된 개인 및 집단적 성과 결과
- 서비스 질 평가
- 업무 수행 결과

〈 그림 4-10 〉 조직 차원의 감정전염 모형(Barsade et al., 2018)

정서적 자극이 감정전염에 영향을 미치는 과정에서 개인적 차이(예: 자극을 주는 자와 받는 자의 특성)와 감정전염이 일어나는 구조적 및 상황적 요인(예: 그룹의 특성, 상호의존성의 정도, 소셜미디어 플랫폼의 유형, 산업 및 업종)이 영향을 미친다. 일종의 조절효과이다. 그 다음에 감정전염은 성과에 영향을 미치는데, 성과는 조직 내에서 태도적 성과attitudinal outcome와 행동적 혹은 결과적 성과behavioral and performance outcome에 영향을 미친다. 이 모형에서 번아웃은 태도적 성과에 속한다. 요약하면 개인 혹은 그룹의 정서적 자극이 감정전염에 영향을 미치며, 다시 감정전염은 태도적 성과로서의 번아웃을 초래한다. 이 과정에서 개인적 특성과 구조적 및 상황적 요인은 각각 하나의 조절변수로 작용할 수 있다.

번아웃의 원인

이 장에서는 번아웃의 원인을 사회문화적 요인, 개인 특성적 요인, 그리고 상황적 요인으로 구분하여 규명한다.

번아웃은 어느 한 가지 원인에 의해 발생하는 것이 아니라 매우 다양한 원인에 의해 발생하기 때문에 다차원적인 접근이 필요하다. 초기의 연구들은 동일한 상황에서도 다양한 반응이 일어나는 점에 대해서 그 원인을 주로 개인적 특성에서 찾으려고 했다. 그러나 최근에는 행동과학의 발달로 조직 특성에 관심을 둔 다차원적 접근을 시도하고 있다.

여기에서는 매슬랙의 분류에 따라 개인적 요인individual factors과 상황적 요인situational factors으로 구분해 번아웃에 대한 원인을 설명하고자 한다. 이에 앞서 거시적 차원에서 번아웃 현상을 유발誘發하는 사회문화적 요인 혹은 배경을 알아본다.

사회문화적 요인

1

1) 서비스 부문의 확대

최근 전 세계적으로 농업이나 전통적인 제조업의 비중이 감소하면서 서비스 부문의 비중이 점차 커가고 있다. 선진국 그룹이라 불리는 OECD 국가들의 경우 국내총생산(GDP: Gross Domestic Product) 중에서 서비스 부문이 평균적으로 70%를 차지하고 있다. 고용 면에서도 서비스 부문의 비중도 매우 크며, 특히 신규 고용의 경우 많은 부분 서비스 산업에서 일어나고 있다. 우리나라의 경우 서비스 부문은 OECD 평균에 못 미치는 60%이지만 과거에 비해서는 그 비중이 크게 증가하였다.

그렇다면 서비스 부문의 확대는 번아웃과 어떤 관계를 가지는가? 서비스 부문이 확대된다는 것은 고객을 대하는 감정근로자들의 비중이 커짐을 의미하기 때문에 번아웃 출현의 위험을 높인다. 구체적으로 서비스 전문직에 종사하는 의사, 간호사, 교사, 사회복지사, 텔레마케터 등의 직업군 비중이 커갈수록 이들이 일상생활에서 직면하는 감정적 수요emotional demand가 증가하므로 번아웃을 경험할 확률이 커질 것이다.

2) 기술의 획기적 발전

　4차례에 걸친 산업혁명의 역사는 한마디로 '인간노동의 기계화'의 진행과정이라고 할 수 있다. 제1차 산업혁명은 '증기기관 기반의 기계화'라고 특징지을 수 있다. 즉 기존의 노동력, 풍력, 수력 등을 증기기관으로 대체하는 과정이었다. 제2차 산업혁명은 '전기와 석유를 활용한 기계화' 과정이라고 할 수 있다. 이 단계에서의 주요 기술혁신으로는 전구, 자동차, 기차 등을 들 수 있다. 제3차 산업혁명은 '컴퓨터와 통신기술을 활용한 기계화 및 자동화' 과정이다. 이 단계에서의 주요 기술혁신으로는 반도체, 컴퓨터, 인터넷 등을 들 수 있다. 제4차 산업혁명은 '데이터 및 인공지능 기반 융합화'로 특징지을 수 있다. 제1차 산업혁명에서 제3차 산업혁명까지는 인간의 노동력을 기계가 대체하는 과정이라고 한다면 제4차 산업혁명은 인간의 지능을 기계가 대체하는 과정이라고 볼 수 있다. 최근 기계학습machine learning이라는 말이 나온 것도 이 때문이다. 이 단계에서의 주요 기술혁신으로는 인공지능, 빅데이터, 사물인터넷, 블록체인 등이 거론되고 있다.

이와 같이 획기적인 기술혁신이 진행됨에 따라서 인간의 노동과 지능 심지어 감정까지도 기계로 대체된다면 사람들은 심각한 소외감을 맛보게 될 것이고, 소외로 인한 번아웃 현상이 널리 확산되고 심화될 것이다.

3) 개인주의화

현대사회에서는 이웃이나 단체 등 전통적 공동체의 유기적 관계가 느슨해지면서 개인의 사회적 역할이 변하고 있다. 이에 따라 사람들은 자신의 역할을 스스로 정립해야 하고 그들 나름대로 사회적 네트워크를 유지해야 한다. 이는 쉬운 일이 아니다. 노력도 해야 하고 사회적 능력과 기법도 필요하다. 그러다보니 심리적 자원이 부족하거나 익명성, 비인격성, 그리고 탈관계성을 지향하는 개인들의 숫자가 점차 많아지고 있다.

Lasch(1979)에 따르면 현대인들은 자기애 중심의 문화에 살고 있다고 한다. 즉 과도기적이며 보상받지 못하고 심지어 '만인에 대한 만인의 투쟁'을 마음에 품는 사람들이 많아진다는 것이다. 따라서 즉각적인 보답을 원하지만 영원히 만족하지 못하는 자기애적이고 자기 흡수적이며 자기의 이득만을 탐하는 개인 군집들이 형성된다.

이러한 개인주의화 현상은 소외나 탈관계화 같은 스트레스뿐만 아니라 자기애적 좌절을 이길 수 있는 자원의 고갈을 초래하고, 궁극적으로는 이 양자가 합쳐져서 번아웃 현상을 유발할 것이다(Farber, 1983).

4) 정신적 및 감정적 직무부담 증가

앞에서 언급한 기술혁신은 제조업뿐만 아니라 서비스 산업에서도 이루어지고 있다. 이에 따라 다양하고 많은 직종에서 신체적 업무부담workload보다는 정신적 혹은 감정적 업무부담이 더욱 커지게 되었다. 예를 들어, 최첨단 의료시설에서 근무하는 의료인들은 정확성, 경각심, 주저 없는 의사결정 등 복잡한 인지적 기법을 터득하고 업무에 임해야 한다. 이러한 상황에서 의료인들의 정신적 업무부담은 커질 수밖에 없으며, 이는 결국 번아웃을 초래할 수 있다.

이뿐만 아니라 기업 간 경쟁이 심화되면서 회사의 종업원들은 '소비자 친화적consumer friendly' 태도를 강요받는 상황으로 내몰리게 되었다. 자신의 진정한 감정과는 다른 행동이나 태도를 보이는 경우이다. 예를 들어, 항공기 승무원과 같은 감정노동자들은 탑승객의 기분을 맞추어주기 위해서 자신의 감정에 관계없이 항상 미소를 지어야만 한다. 이러한 일이 반복되고 누적되다 보면 번아웃 상태로 이어질 수 있다.

5) 전문가적 권위의 약화

과거에는 교사라고 하면 지식이 많고 학생들에게 희생적으로 봉사하는 직업으로 존경을 받았다. 의사 혹은 간호사들도 '히포크라테스 선서'에서 알 수 있듯이 인간의 생명과 건강을 다루는 신성한 직업으로 간주되었다. 하지만 최근에 와서 이러한 전문가적 권위에 대한 존중이 크게 약화되거나 오히려 잠식되는 상황으로 변하고 있다. 교사, 의사, 간호사 등 전문가들이 처음에는 의도적으로 그리고 적극적으로 '안녕과 행복의 시장 market of well-being and happiness'에 공급자로서 참여하다가 궁극적으로 이 시장을 독점화하는 '조작자manipulator'로 인식되고 있는 실정이다(Acherhuis, 1979). 다시 말해서, 전문가들은 고객을 위해서 자신의 지식이나 노력을 제공하는 것이 아니라 자신의 이득이나 지위를 위해서 일한다는 것이다. 최근 한국사회에서도 대학교수들이 연구비를 잘못 사용하거나 횡령하는 일이 언론에 자주 보도되는 것도 전문가적 권위의 약화 현상으로 볼 수 있다.

이와 같이 전문가 직종에서 전문가적 권위가 점차 약화되면서 직무번아웃professional burn-out 현상이 증가하고 있다(Cherniss, 1995). 간호사를 예로 들어 설명하면, 종전에는 간호사들은 책임감 있고, 근면하며, 잘 훈련되어 있는 신중한 사람으로 인식되어 왔으나, 최근에는 환자들의 감정코드에 맞추어야 하고, 공감해야 하며, 도움을 주어야만 하는 사람으로 인식되고 있다. 그러다 보니 간호사에게 요구되는 돌봄의 표준이 더욱

엄격해지고, 비교 혹은 평가가 빈번해지면서 간호사들은 상당 수준의 감정적 수요에 직면하게 되고, 이는 궁극적으로 번아웃 현상의 원인으로 작용하고 있다.

6) 심리적 계약의 변화

이른바 '심리적 계약psychological contract'이란 근로자와 회사 간 상호계약 내용에 대한 근로자 개인의 신념이다(Rousseau, 1989). 즉 심리적 계약이란 노사 간의 인식된 약속하에서 고용주가 종업원에게 제공해야 할 의무에 대한 종업원의 믿음이다.

이러한 심리적 계약이 최근 노동환경과 근로자들의 기대 변화로 인해서 변화가 일어나고 있다. 종전에는 고용주와 종업원의 주고받는 관계가 어느 정도 균형을 이루었으나 지금은 종업원에게 불리한 상황으로 변하게 되었다. 일반적으로 종업원은 고용주로부터 덜 받는 반면에 무엇인가 더 주어야 하는 관계로 바뀌고 있다. 예를 들어, 앞에서도 언급한 바와 같이 종업원들의 업무부담은 양적으로나 질적으로 증가해온 반면에 종신고용이라는 관례는 없어진 지 오래되었다. 종업원들은 정규직이 아니라 임시직 혹은 계약직으로 채용되고 있다. 이러한 상황에서 종업원들은 업무에 대해서 더 많은 부담을 느끼게 되고 지금의 직장은 언젠가 떠나야 할 곳으로 생각하게 된다. 바로 이러한 생각이 심리적 계약을 잠식시켜서 이직을 고려하거나 직

무불만족을 느끼게 할 뿐만 아니라 조직에 대한 충성심을 약화
시키고 궁극적으로 번아웃으로 발전시킨다(Schaufeli et al., 1996).

7) 이름으로 꼬리표 달기

현대인들은 심리적인 측면에서 자신들의 문제, 관심사, 불
만, 어려움, 심지어 병적 현상 등에 대해서 하나의 용어를 통해
서 표현하려는 경향이 강하다. 대표적인 예로 '스트레스stress'라
는 용어를 들 수 있다. 사실 스트레스에 대해서는 명확한 정의
를 내리기가 어렵다. 그 개념이 애매모호하고 양면적이며 포괄
적이기 때문이다. 하지만 스트레스라는 용어는 심리학, 의학,
경영학 등 다양한 분야에서 널리 활용되고 있다. 예를 들어, 병
의 원인을 잘 모르는 경우 의사들은 그 원인을 스트레스에 돌
리는 경우가 많다. 그만큼 스트레스는 개인들이 경험하는 다양
한 부정적인 현상들을 표현하는 용어로 사용되고 있으며 심지
어 우리 시대의 문화적 상징으로까지 간주되고 있다.

번아웃이라는 용어도 스트레스처럼 애매모호하고 포괄적인
개념을 하나의 이름으로 꼬리표를 다는 과정에서 출현한 것으
로 볼 수 있다.

2 개인특성적 요인

번아웃을 일으키는 개인적 요인은 인구통계학적 특성과 개개인의 성격 특성을 들 수 있다.

1) 인구통계학적 특성

① 연령

인구통계학적 특성으로 살펴볼 때, 나이는 번아웃과 연관성이 가장 클 것으로 예측할 수 있다. 먼저 젊은 사람은 익숙하지 않은 업무로 인해서 직장생활이나 사회적 경험이 축적된 나이 많은 사람들에 비해서 번아웃을 경험할 확률이 클 것이다. 실제로 감정노동에 종사하는 사람들의 경우 번아웃 현상은 나이가 들수록 감소하는 것으로 나타났다(Schaufeli et al., 1998; Maslach,

2001). Maslach(1982b)은 업종별로 볼 때 정신의학과 간호사의 경우 취업 후 1년 6개월, 변호사의 경우 취업 후 2년, 그리고 사회복지사의 경우는 취업 후 2-4년 정도의 시기에서 번아웃 되는 것으로 보고하고 있다.

그러나 국가나 문화에 따라 나이와 번아웃과의 관계가 다르게 나타나는 경우가 종종 있기 때문에, 나이와 관련된 연구결과를 해석할 경우 주의가 필요하다. 예를 들어, 핀란드 사람들을 대상으로 하는 연구(Kalimo, 2000; Ahola et al., 2006)는 인구 전체적으로는 오히려 나이가 들수록 번아웃 현상이 증가하는 것으로 보고하고 있다. 스웨덴 한 도시의 근로자들을 대상으로 하는 연구(Lindblom, 2006)에서는 번아웃과 연령은 비선형적 관계를 보여주고 있다. 즉 노년층 근로자들의 경우 번아웃 현상이 중년층의 근로자들보다 더 빈번히 나타났지만, 청년층의 근로자들보다는 덜 빈번한 것으로 보고되었다.

핀란드 사람들을 대상으로 한 Ahola et al.(2008)의 연구에서는 성별로 연령과 번아웃과의 관계를 조사한 결과 〈그림 5-1〉과 같은 연구결과를 얻었다. 그림에서 보는 바와 같이 남성과 여성 모두 노년층의 경우 번아웃 현상이 더 빈번히 발생하는 것으로 나타나고 있다. 특히 여성의 경우 U자형 가설이 성립하는 것으로 나타나 흥미롭다. 즉 18-19세의 청년층에서는 번아웃 지수가 1.4로 높은 수준에서 연령이 증가함에 따라서 감소하다가 30-35세의 중년층에서 번아웃 지수가 1 정도로 가장 낮은 수준을 기록한 다음, 다시 연령이 증가함에 따라서 번아 웃 지수가 상승하여 60-64세의 노년층에서는 가장 높은 1.7 이상을 기록하고 있다.

번아웃수준

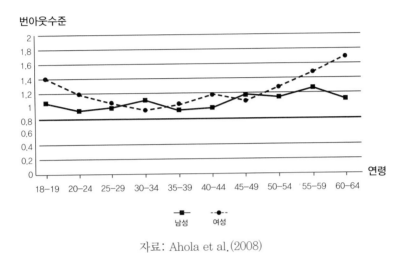

자료: Ahola et al.(2008)

〈그림 5-1〉 성별 연령별 번아웃 수준

캐나다 근로자들을 대상으로 한 Marchand et al.(2018)의 연구에서도 번아웃과 연령은 비선형적 관계를 보여주고 있다. 〈그림 5-2〉에서 보는 바와 같이 인구 전체적으로 20세에서 부터 번아웃 지수가 증가하다가 30세 정도에서 최고치를 기록한 다음 감소하다가 50대 중후반에서 다시 증가하고 있다. 즉 30대와 60대에서 각각 번아웃 현상이 큰 것으로 보고하고 있다. 성별로 보면 남성의 경우 핀란드와 달리 연령과 번아웃 은 부(-)의 선형관계를 보여주고 있다. 〈그림 5-2〉에서 보는

바와 같이 젊은층에서 번아웃 현상이 가장 크고, 연령이 높아
질수록 번아웃 현상이 약화되는 것으로 나타났다. 여성의 경우
에 그래프의 형태가 양봉분포를 보여준다. 〈그림 5-2〉에서 보
는 바와 같이 30세와 65세 이상에서 각각 번아웃 지수가 가장
높게 나타나고 있다.

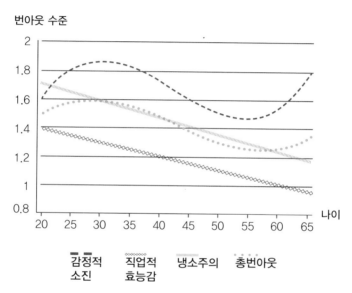

자료: Marchand et al.(2018) 샘플수 총 2,073명

〈그림 5-2〉 연령별 번아웃 수준

한편 최근 번아웃 현상은 연령과 관계없이 발생할 수 있음을
보여주는 사례가 있어서 주목된다. 미하일 슐테-마르크보르트
(2015)는 『Burn-out Kids』라는 책에서 독일의 아동들을 대상으
로 하여 번아웃 현상을 설명하고 있다. 이 책에 의하면, 번아웃

번아웃의 원인

을 겪는 아이들은 일상생활에서 웃지 않으며 "더 이상은 못 견 디겠다"고 토로하고 있다. 아이들이 극심한 경쟁과 성과주의에 직면하여 지쳐가고 있기 때문이라는 것이다.

② 성별

성별과 관련해서는 일반적으로 여성이 남성에 비해 번아웃 을 많이 경험하는 것으로 나타나고 있다(Poulin & Walter, 1993; Purva-noba & Muros, 2010).[1] 이것은 앞에서 설명한 〈그림 5-1〉과 〈그림 5-2〉에서도 확인할 수 있다. 특히 〈그림 5-3〉에서는 젊은 층 을 제외하고 전 연령대에서 여성의 번아웃 지수가 남성에 비해 서 높게 나타나고 있다. 그렇다면 왜 여성은 남성에 비해서 번 아웃을 겪을 확률이 큰 것일까? 이것은 여성이 남성에 비해 사 회적인 위치가 낮은 경우가 많고, 소득이 적거나 행사할 수 있 는 권한이 작기 때문이다.

한편 남성과 여성은 번아웃되는 형태가 서로 다르다. 대체적 으로 남성은 번아웃의 증세 중 비인격화 혹은 냉소주의와 연관 이 있는 반면에, 여성은 감정적 고갈과 관련이 있다. 남성들은 조직 차원에서 번아웃 문제를 호소하고, 여성들은 직장 내 대

· · · · · · ·

1) 이와 반대되는 의견도 없지 않다. Maslach & Jackson(1985)에서는 여성들이 남성들에 비해서 번아웃에 취약할 것이라는 가설이 성립되지 않는다고 보고하고 있다. 특히 성별은 번아웃의 주요 원인이 아니라고 주장한다.

인관계로 인한 번아웃에 초점을 맞춘다. 과중한 업무, 감정적인 소진, 정신적 부담, 불공정한 대우 등 번아웃 증상이 나타나는 원인은 남성과 여성의 경우 동일하다. 하지만 여성들은 슬픔이나 눈물 등 감정을 동원하여 표현하는 반면, 남자들은 고혈압, 궤양 등 신체적인 증상으로 나타난다. 번아웃에 대응하는 태도도 성별에 따라 다르다. 여성들은 만성적인 피로나 지친 기색이 감지되면 곧 일의 속도를 늦추거나 쉬어가는 경향이 있지만, 남성들은 어느 날 갑자기 나무가 꺾이듯 예기치 못하게 쓰러지는 경우가 많다.

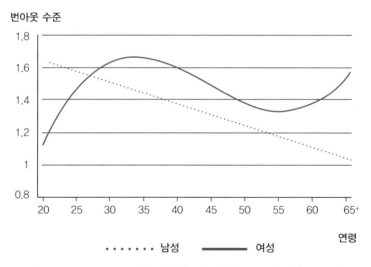

자료: Marchand et al.(2018) 샘플수 남성 1,065명 여성 1,008명

〈그림 5-3〉 성별 번아웃 수준

③ 결혼 및 자녀

결혼 여부 및 자녀 유무도 번아웃 현상에 영향을 미칠 수 있다. Maslach & Jackson(1985)에 따르면 미혼 근로자들 혹은 자녀가 없는 근로자들은 번아웃 현상을 더 겪는다고 한다. 또한 Maslach et al.(1996)에서는 독신인 사람들이 이혼한 사람들보다는 더 높은 번아웃 수준을 보여주고 있다. 이러한 차이는 아마도 생활환경에서 나타나는 심리적인 특성 혹은 문제 때문에 발생하는 것으로 여겨진다(Stroebe & Stroebe, 1991).

④ 교육수준

일반적으로, 교육수준이 높은 사람 중에서 번아웃을 더 빈번하게 경험하는 사람이 많은 것으로 예측할 수 있다. 왜냐하면 교육수준이 높은 사람일수록 높은 직위에 있는 경우가 많으며, 이에 따라 책임이 높아지기 때문이다. 실제로 저학력 그룹보다는 고학력 그룹에서 번아웃 현상이 더 빈번하게 나타나고 있다(Cash, 1988). 우리나라 사회복지사들을 대상으로 한 연구도 학력수준이 높을수록 번아웃을 더 많이 겪는 것으로 보고하고 있다(이현주, 2004).

2) 개인의 성격 특성

번아웃을 일으키는 또 하나의 개인적인 요인은 성격 특성이다(Freudenberger, 1998). 번아웃의 원인이 되는 성격 특성은 다양하지만 주로 완벽주의, 자기통제력, 자아존중감, 대처방식 등이 거론되어 왔다.

① 완벽주의

완벽주의자는 결함이 없이 완벽해야만 한다는 생각이나 심리를 가진 사람을 말한다. 여기서 완벽주의란 어떤 개인이 끊임없는 노력을 통해서 완벽한 상태에 도달할 수 있다고 믿는 신념이다. Slaney & Ashby(1996)는 완벽주의를 자신을 향해 높은 기준을 설정하여 보다 높은 성취감을 얻고자 하는 것을 중심으로 질서와 정돈을 원하는 성향으로 정의하였다. 완벽주의는 긍정적인 측면도 있으나 부정적인 효과도 초래한다. 완벽주의는 노력과 성취를 가져올 수 있다는 점에서 긍정적이다. 하지만 무언가를 완벽하게 완성하지 못한다면 시도조차 하지 않으며 객관적으로 좋은 성과임에도 불구하고 자신의 기준에 맞지 않으면 자신을 비하하는 부정적인 측면도 있다.

이와 같은 완벽주의의 부정적인 측면이 강한 사람은 번아웃에 쉽게 노출된다. 실제로 번아웃 증후군을 호소하는 환자들을 보면 대부분 완벽주의자 성향이 있는 사람이라고 한다. 조직의 구성원으로서 완벽주의자는 너무 높은 기대와 성과를 설정해 놓고 실제가 이에 미치지 못하면 쉽게 실패감을 느끼기 때문이다. 혹은 개인적 생활을 제쳐두고 직장에 몰두하거나 자신과 직업을 지나치게 동일시함으로써 이 둘 간의 격차가 발생하는 경우 좌절하기도 한다.

② 자기통제력

심리학자들은 자신이 처한 환경에 상관없이 목표 성취에 방해가 될 수 있는 유혹을 뿌리치고 올바른 행동을 실행하는 능력을 '자기통제력self-control'이라고 부른다. 이러한 자기통제력은 후천적으로 길러지기도 하지만 어느 정도 타고나는 성격이기도 하다. 자기통제력이 높은 사람은 만족을 지연시킬 수 있는 능력을 보유하기 때문에 어려움을 극복할 수 있는 감내적 성격을 가진다고 볼 수 있다. 유명한 마시멜로우의 실험에서 마시멜로우를 더 얻기 위해서 눈앞에 놓인 마시멜로우를 먹지 않고 참은 아이들도 있었지만, 실험자가 방에서 나가자마자 후다닥 먹은 아이들도 있었다. 자기통제력의 차이를 보여주는 사례이다.

Maslach et al.(2001)은 인내력, 즉 자기통제력이 낮은 사람들은 더 빈번하게 번아웃에 빠지는 경향이 있는 것으로 보고하고 있다. 외적인 통제력을 가지고 있으나 내적 통제력이 약한 사람은 번아웃을 더 많이 경험한다고 한다. 번아웃은 궁극적으로 심리적인 현상이기 때문이다.

③ 자아존중감

심리학자들에 의하면 자아존중감self-esteem이란 자신이 사랑받을 만한 가치가 있는 소중한 존재이고 어떤 성과를 이루어낼 만한 유능한 사람이라고 믿는 주관적 느낌이다. 자아존중감이 있는 사람은 자기 정체성을 가질 수 있고, 반대로 정체성을 확립한 사람은 자아존중감을 가질 수 있다.

자아존중감이 낮은 사람은 자기 정체성이 흔들리는 상황에서 심리적으로 불안감을 느끼고, 이것이 누적되면서 번아웃으로 빠지기 쉽다. 보육교사들에 대한 황해익 외(2014)의 연구에서도 자아존중감과 번아웃의 부(-)의 상관관계를 보고하고 있다. 특히 회복탄력성이 높은 집단이 낮은 집단보다 자아존중감과 번아웃의 상관계수가 더 높은 것으로 나타났다.

④ 대처방식

번아웃은 어떤 한 사건을 계기로 어느날 갑자기 '두부 자르듯이' 찾아오지 않는다. 서서히 진행되고 누적되면서 나타나는 점진적 현상이다. 따라서 사람들은 번아웃의 전조 증상을 느끼는 것이 일반적이다. 그러나 이에 대해 대처하는 방식에 따라서 번아웃을 경험하기도 하고 극복하기도 한다. 만약 번아웃의 초기 증상, 예를 들어, "요즈음 일에 내해서 흥미기 없어졌다"거나 "이렇게 일해봤자 뭐 하냐" 등 회의감이 들 때 이에 대해서 수동적이거나 회피적인 방식으로 대처하면 번아웃에 빠지거나 더욱 심해질 수 있다. 또한 지금의 일에 지쳤다고 하여 엉뚱하게 다른 일에 몰입하게 되면 번아웃이 더 빨리 찾아오기도 한다. 쉴 때는 쉬고 일할 때는 일하는 태도가 번아웃을 이기는 방법이 될 수 있다. 12개의 실증적 연구논문을 요약한 Enzmann(1996)에서는 수동적이고 방어적으로 번아웃에 대처한 사람들은 적극적이고 공격적으로 번아웃에 대처한 사람들에 비해서 더 심한 번아웃을 경험하는 것으로 나타났다.

특히 심리적으로 둔감한 성격의 사람은 오히려 번아웃을 경험할 가능성이 커진다. 번아웃의 초기 증상이 느껴짐에도 불구하고 '이를 극복해야지' 혹은 '괜찮아지겠지'라고 되뇌이면서 지나다 보면 이것이 누적되어 어느 순간에 갑작스럽게 번아웃에 빠질 수도 있다.

⑤ 개인의 다섯 가지 성격특성('Big Five')

개인의 성격 특성은 심리학에서 이른바 'Big Five' 혹은 'Five-Factor Model of Personality'로 불리는데 신경성, 외향성, 경험에 대한 개방성, 친화성, 성실성 등을 말한다. 이들 중에서 신경성은 걱정, 적대감, 우울 등의 증상을 포함하며 신경질적인 사람은 감정적으로 불안하며 심리적으로 고통을 받기 쉽다. 실증연구 결과를 보면 신경성은 번아웃을 유발하는 요인으로 나타나고 있다. 고속도로 순찰 교통경찰관들을 대상으로 한 연구 결과에서는 신경질적인 경찰관들은 그렇지 않은 경찰관들에 비해서 소진의 정도가 더 높은 것으로 분석되었다(Hills & Norvell, 1991). 의사들에 대한 연구에서도 신경질적인 의사들은 감정적 소진이 심하고 비인격적이며 개인적 성취도도 떨어지는 것으로 나타났다(Deary et al., 1996).

Schaufeli & Enzmann(1998), Sharma & Kashyyap(2017), Maylor(2017) 등 일련의 연구들에서 'Big Five'가 번아웃의 원인이 되고 있는지를 파악한 결과, 다음과 같은 결론을 얻었다. 첫째, 신경성은 감정적 고갈, 비인격화 그리고 개인적 성취의 감소를 유발한다. 즉 신경성은 번아웃 3요소의 원인이다. 둘째, 개방성은 감정적 고갈을 유발한다. 셋째, 친화력은 비인격화를 감소시킨다. 넷째, 외향성은 감정적 고갈을 감소시킨다. 다섯째, 성실성은 개인적 성취도의 감소를 완화시킨다.

3 상황적 요인

상황적 요인은 일(직무), 직업, 조직 등 환경적 요인과 관련된 요인으로 직무번아웃job burn-out을 유발하는 원인이다. 상황적 요인은 직무특성job characteristics, 직업특성occupation characteristics, 조직특성organization characteristics 등으로 나누어 설명할 수 있다.

1) 직무특성

어떤 한 조직(주로 회사)에서의 직무특성은 기능다양성, 과업다양성, 과업중요성, 자율성, 피드백 등 다섯 가지 요소로 구성되며, 개인(주로 종업원)들이 직무특성에 어떻게 반응할 것인가 여부는 경험된 의미감, 성과에 대한 책임감, 실제 결과에 대한 인식 등 세 가지 심리적 상태에 의해서 결정된다(Hackman & Oldham, 1980). 이러한 직무특성은 번아웃에 영향을 미치는데 이를 다시 직무요구job demand와 직무자원job resources으로 나누어 살펴볼 수 있다.

① 직무요구

직무요구job demand는 말 그대로 조직이 그 목표를 달성하기 위해서 구성원인 개인에게 요구하는 직무이다. 만약 이러한 직무요구가 개인의 능력을 넘어서게 되면 긴장과 갈등을 일으켜 궁극적으로는 직무번아웃을 초래할 수 있다. 직무요구와 관련된 번아웃의 원인으로는 업무과부하, 낮은 통제력, 역할모호성, 역할갈등 등을 들 수 있다.

● 업무과부하

개인에게 주어진 업무가 너무 많아지면 그러한 직무요구를 수행하는 과정에서 능력을 고갈시킴으로써 번아웃을 초래할 수 있다. 물론 업무량이 관리 가능하면 개인이 가지고 있는 기존 기능을 활용하거나 발전시킬 수 있고 새로운 활동에도 효과적으로 착수할 수 있다. 하지만 과다한 업무가 하나의 작업환경으로서 장기간 지속되면 휴식을 취하거나 회복할 기회를 놓치게 되고 궁극적으로 직무번아웃을 초래할 것이다.

● 낮은 통제력

일에 대한 통제력의 부재는 번아웃을 가져올 수 있다.[2] 이와 반대로 종업원들이 자신의 일에 대해서 영향을 미치는 의사결정을 할 수 있다고 인식하거나 전문가적인 독립성을 가지고 일을 수행한다고 느끼면 직무에 대한 몰입도는 증진될 것이다.

● 역할모호성

역할모호성role ambiguity이란 개인에게 주어진 직무를 수행할 때 자신이 해야 할 역할, 의무, 권한, 책임 등에 대해서 명확하게 알지 못하는 상태이다. 만약 역할모호성이 단기간 지속되는 경우에는 관련 정보를 획득하거나 조정을 통해서 문제를 해결할 수 있다. 그러나 역할모호성이 장기간 누적으로 인식되는 경우에는 스트레스와 번아웃의 원인이 될 수 있다.

● 역할갈등

역할갈등role conflict은 직무와 관련하여 개인의 욕구와 역할의 요구가 불일치하는 상태이다. 예를 들어, 종합병원의 의사는 환자의 생명과 처지를 최우선으로 생각하고 업무에 임하려고 하지만 병원의 경영자는 수익을 극대화하기 위하여 과잉진료

. . . .

2) 낮은 통제력과 업무과부하는 Karasek(1979), Karasek & Theorell(1990) 등의 직무 요구-통제모형(Job Demand-Control model)에서 잘 다루어지고 있다.

5장

를 요구하는 경우에 역할갈등이 발생할 수 있다. 이 경우에 의사는 직무와 관련하여 가치갈등value conflict을 경험할 수도 있다. 자신이 처음 병원에 취업할 때의 가치관, 즉 금전적인 것 이상의 가치관이 경영주체로서의 병원의 가치관과 충돌하기 때문이다. 이와 같이 역할갈등 혹은 가치갈등을 겪는 사람들은 번아웃에 쉽게 노출될 것으로 예측할 수 있다.

더 나아가 조직은 다양한 많은 사람들로 구성되어 있기 때문에 일을 놓고 다른 사람과 협력 혹은 경쟁하게 된다. 이 과정에서 만약 서로 신뢰나 지원이 부족하거나 갈등이 발생하면 구성원들은 직무번아웃에 노출될 가능성이 커지게 된다. 반대로 일과 관련하여 동료와의 관계가 잘 유지된다면 조직에 대한 몰입도는 증진될 것이다.

② 직무자원

직무자원은 직무목표를 달성하고 개인의 발전을 촉진시키는 육체적, 심리적, 사회적 및 조직적 자원으로 보상, 지원, 피드백 등이 이에 해당된다(Bakker, Demerouti, & Verbeke, 2004).

● 보상

직무에 대한 적절한 보상rewards은 행동을 유발하는 강력한 힘의 원천이다. 만약 어떤 조직에서 낮은 임금만을 추구한다면 종업원들은 직무번아웃에 노출될 확률이 커질 것이다. 왜냐하면 임금이 낮다는 것은 단순히 금전적인 측면 이외에도 직무와 직무담당자의 가치나 중요성을 저평가한다는 것을 의미하기 때문이다. 또한 저임금은 일반적으로 자기효능감의 저하를 가져올 수 있다. 따라서 사람과 일 사이의 적절한 보상체계가 마련되지 않는 조직에서는 번아웃을 경험하는 종업원들이 많아질 것이다.

● 지원

직무와 관련된 지원은 조직의 내부적 지원과 외부적 지원으로 나누어 볼 수 있다. 조직 내부적 지원은 동료 및 상사로부터의 지지, 교육 및 훈련지원, 공정한 대우 등이 있다. 만약 어떤 개인이 상사로부터 매일 꾸중만 듣거나 공정하게 대우받지 못하고 있다고 느끼다면 번아웃에 쉽게 빠지게 될 것이다. 특히 종업원이 회사로부터 공정하게 대우받지 못한다고 생각하면 냉소주의, 분노, 적대감에 휩싸이게 될 것이다.

한편 사회적 지원도 직무번아웃과 관련이 있다. 사회적 지원은 가족과 지인, 지역사회 등 조직 외부가 부여하는 지원이다. 일반적으로 사회적 지원은 격무에 시달리는 직무 담당자의 각종 스트레스와 긴장을 완화 혹은 경감시켜줄 수 있는 효과적인 수단으로 인정되고 있다. 이러한 사회적 지원이 직무번아웃에 미치는 효과는 크게 두 가지 관점에서 이루어졌다. 먼저, 사회적 지원이 주어지면 스트레스 요인과는 별개로 개인의 심리적 및 신체적 건강에 긍정적인 영향을 줄 것으로 보고 있다. 다음은 완충효과로 스트레스 요인이 개인의 심리적 및 신체적 건강에 미치는 부정적 효과를 일으키는 반면에 사회적 지원은 자존감 고양, 정보 제공, 사회활동 공유, 도구적 자원의 제공 등을 통해 스트레스로 인한 부정적 효과를 줄여줄 수 있다.

● 피드백

자신이 행한 일에 대한 피드백feedback의 유무는 직무수행에 있어서 매우 중요하다. 따라서 자신이 행한 직무에 대한 적절한 평가가 정기적으로 이루어지지 못하면 직무만족도가 저하되면서 직무번아웃으로 발전할 수 있다.

2) 직업특성

직업특성occupation characteristics은 해당 직업만이 가지고 있는 독특한 특성을 말한다. 제조업에 속한 직업과 서비스업에 속한 직업은 각각 나름대로의 독특한 직업특성을 가지며, 이에 따라 번아웃이 나타나는 정도가 다를 것이다. 서비스업에 속한 직업 중에서도 감정서비스를 제공하는 직업과 그렇지 않은 직업에서 번아웃 수준이 다르게 나타날 것이나.

사실 초기 번아웃 연구는 인적 서비스나 교육, 의료, 복지 등에 종사하는 사람들을 대상으로 이루어졌다. 이러한 분야는 감정적인 스트레스를 유발하는 요인들이 많다는 특징을 가지고 있기 때문이었다. 〈그림 5-4〉는 우리나라 번아웃 관련 학위논문들이 분석대상으로 하는 직업의 비중을 보여주고 있다. 그림에서 보는 바와 같이 2018-19년 2년간 총 353건의 학위논문 중 간호사의 비중이 14%로 가장 높았으며, 보육교사 11%, 상담전문가 8%, 교사(초중고) 8%, 교사(유치원) 6%, 요양보호사 5%, 사회복지사 4% 등으로 이어지고 있다. 기타서비스도 39%로 대부분 서비스업종에 종사하는 종업원들을 대상으로 하고 있다. 제조업에 종사하는 사람을 대상으로 하는 논문은 한 건도 없었다. 이는 학술지에 게재된 논문을 기준으로 삼을 때도 거의 비슷한 양상을 나타내고 있다(〈그림 5-5〉). 이는 그만큼 어떤 직업이냐에 따라서 번아웃 현상의 빈도가 다르게 나타나고 있음을 보여주는 것이다.

한편 직업특성과 관련하여 번아웃의 형태 혹은 발생 원인도 다르게 나타나고 있다. Schaufeli & Enzmann(1998)은 미국과 네덜란드에서 각각 다섯 가지 직업 분야를 비교 연구하여 직업별로 유사한 연구결과를 얻을 수 있었다. 공통적으로 두 나라의 교육 분야에서는 고갈 측면이 높게 나타났으며, 의료 분야에서는 고갈과 냉소주의는 낮은 반면에 직업 효능감의 감소가 높게 나타났다.

최근 우리나라 치과의사와 치과위생사의 번아웃 요인을 분석한 박유이 외(2019)는 치과의사의 번아웃을 유발하는 요인으로 직원과의 관계, 환자와의 관계, 가족지지를, 치과위생사의 번아웃을 가져오는 요인으로는 성격, 업무량, 조직문화 개선요구도 등이 있음을 보고하고 있다.

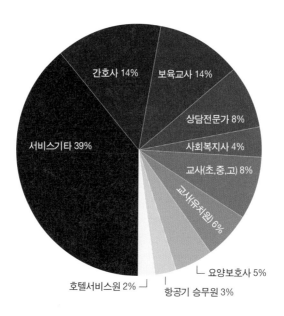

주: 국회 학위논문 DB 중 '소진'(burn-out)이라는 검색어로 찾은 논문 중 2018년과 2019년 자료 기준임. 총 논문 수는 353건임.

〈그림 5-4〉 우리나라 학위논문에서 연구대상이 되는 직업들의 비중

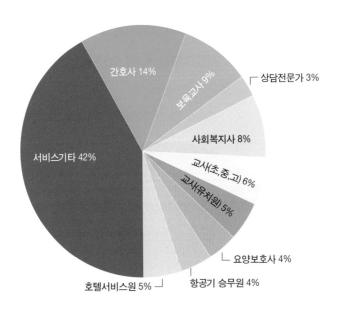

주: 국회 학술지 DB 중 '소진'(burn-out)이라는 검색어로 찾은 논문 중 2018년과 2019년 자료 기준임. 총 논문 수는 362건임.

〈그림 5-5〉 우리나라 학술지 게재 논문에서 연구대상이 되는 직업들의 비중

3) 조직특성

직무특성 및 직업특성과도 연관되지만 조직특성organization char-acteristics도 또 하나의 번아웃의 원인으로 볼 수 있다(Montgomery et al., 2013). 일반적으로 조직특성은 조직구조, 조직문화, 조직임무 및 비전 등의 측면에서 규정할 수 있다.

● 조직구조

조직구조는 수직적 구조 혹은 수평적 구조로 구분할 수 있다. 또한 중앙집권적 구조냐 아니면 분권적 구조냐로 나누거나 기능 중심적 구조냐 아니면 일 중심적 구조냐로 나눌 수 있다. 이러한 조직구조 측면에서의 조직특성은 구성원들이 번아웃을 경험하는 정도에 영향을 미칠 수 있다. 예를 들어, 수평적 조직구조보다는 수직적 조직구조하에서 종업원들은 번아웃되기 쉬울 것으로 예측할 수 있다.

실증적 연구결과들은 조직구조는 번아웃의 상황적 요인임을 확인시켜주고 있다. 먼저 테헤란 소재 제약회사 직원들을 대상으로 한 Saeedinejad(2016)의 연구는 조직구조가 복잡하고 너무 공식적이면 직원들은 번아웃될 확률이 큰 것으로 보고하고 있다. 파키스탄 소재 병원의 소아과 간호사들을 대상으로 연구한 Bilal & Mushtag(2017)에서는 조직내에서 간호사들의 의사결정 참여도가 높고 구성원 간 소통이 원활할수록 번아웃의 가능성을 줄이지만, 공식화된 조직구조는 번아웃의 발생에 기여하는 것으로 나타났다.

● 기업문화

어떤 조직이든지 조직 고유의 소식문화를 가진다. 조직문화는 개인의 개성처럼 다른 조직과 구별되는 조직의 특성으로, 구성원들의 가치관, 신념 및 행동양식으로 구성되어 있다. 조직문화를 명시적으로 기술하는 것은 쉽지 않고, 직관적으로 이해하는 데 그친다. 예를 들어, 어떤 조직은 Google사처럼 느슨하고 자유스러운 기업문화를 가지지만 어떤 조직은 그렇지 못하다는 평가 정도에 그치고 있다. 조직문화에 따라서 구성원들이 번아웃에 노출될 가능성은 달라질 것이다

병원의 조직문화를 예로 들어 설명해 보자. 병원 조직은 직접 의료행위를 하는 의사, 간호사, 의료기사 등과 행정 및 관리를 담당하는 직원으로 구성되는데, 해당 영역별로 수행하는 업무의 성격이 다르고, 구성원들의 성, 연령, 학력, 근속기간 등의 차이가 심하여 협력적 조직문화를 구축하는 것이 무엇보다 중요하다. 이는 역설적으로 구성원들 간 조화와 협동이 어렵게 될 경우 대인 간 불안, 과민반응, 우울증, 피로 등에 따라 스트레스와 번아웃 현상이 급증하게 될 소지가 있음을 말해 준다. 그리스, 포르투갈, 터키 등 7개국의 의료진(의사 153명, 간호사 133명) 및 환자(46명)들을 대상으로 하는 Montgomery et al.(2013)의 연구는 이를 잘 보여주고 있다. 이 연구에서는 의료진 상호 간에 의미 및 업무수행을 공유하는 조직문화에서는 구성원들이 번아웃되지 않으며 이는 치료 및 돌봄의 질을 증진시키는 것으로 보고하고 있다. 병원조직 이외에서도 조직문화와 번아웃의 관계가 실증적으로 밝혀지고 있다. 테헤란시의 한 은행직원들을 대상으로 한 Kheirandish et al.(2016)의 연구는 기업문화와 번아웃 간의 부(−)의 관계가 있음을 보이고 있다. 구

체적으로 상사와 종업원과의 소통을 증진시키려는 시도와 종업원들의 신체적 및 정신적 안녕을 개선하려고 노력하는 기업문화는 번아웃을 현저히 감소시키는 것으로 나타났다. 공공부문에 속한 245개 직장에서 추출한 다양한 직종에 종사하는 2,146명을 대상으로 한 Huhtala et al.(2015)의 연구에서는 윤리적 행동을 증진하려는 기업문화는 번아웃의 수준을 낮추고 조직몰입도를 높이는 것으로 분석되고 있다.

● 조직임무 및 비전

조직임무organization mission는 조직이 수행해야 할 사명이며, 조직비전은 조직이 추구하는 미래의 목표를 말한다. 예를 들어, Ford사의 임무는 '마차보다 빠른 교통수단의 발명 및 보급'이라면 그 비전은 '미국뿐만 아니라 전 세계적인 자동차 회사가 되는 것'이라고 할 수 있다.

만약 조직임무와 조직비전이 명확하고, 현실적이며, 원대하다면 조직의 구성원들은 조직에 더욱 몰입하여 더 좋은 성과를 보일 것이다. 반대로 조직임무가 모호하고 조직비전이 비현실적이거나 공감을 얻지 못한다면 구성원들은 직무번아웃에 노출될 가능성이 커질 것이다.

마지막으로 〈표 5-1〉에는 개인적 요인과 상황적 요인이 번아웃에 미치는 영향을 요약해 놓았다. (+)는 각 요인이 번아웃을 증가시키는 요인이고 (−)는 번아웃을 감소시키는 요인임을 의미한다.

<표 5-1> 번아웃에 대한 개인 특성적 및 상황적 요인의 영향

요인	번아웃에 대한 영향
개인적 요인	
연령	(−)
여성	(+)
결혼	(−)
교육수준	(+)
완벽주의	(+)
자기통제력	(−)
자아존중감	(−)
수동적 방어적 대처방식	(+)
Big Five	
신경성	(+)
외향성	(−)
개방성	(+)
친화력	(−)
성실성	(−)

상황적 요인	
직무특성	
직무요구	
업무과부하	(+)
낮은 통제력	(+)
역할 모호성	(+)
역할갈등	(+)
직무자원	
적절한 보상	(−)
동료 및 상사의 지원	(−)
피드백	(−)
직업특성	
휴먼서비스업(의료, 교육 등)	(+)
조직특성	
수직적 및 경직화된 조직구조	(+)
개방적 및 자유스러운 조직문화	(−)
불명확한 조직임무 및 비전	(+)

주: (+)는 유발요인, (−)는 감소요인

번아웃의 결과

이 장에서는 번아웃의 결과를 신체적 및 생리적, 심리적, 직무 및 조직 차원으로 구분하여 규명한다. 이를 위해서 지금까지 진행되어온 실증적 연구결과들을 활용한다.

제2장에서는 번아웃의 다양한 증상을 열거하고 유형화하였다. 하지만 이러한 증상들이 번아웃의 원인인지, 동반되는 현상인지, 혹은 결과인지에 대해서 명확하게 언급하지 못했다. 이를 보완하여 이 장에서는 번아웃의 동반현상concomitants 내지 결과consequenses에 대한 실증적인 연구결과를 소개하고자 한다. 사실 그간 번아웃의 원인 및 증상에 대한 연구는 많이 진행되어 왔으나 번아웃의 결과에 대한 연구는 드물었다. 하지만 Schaufeli & Enzmann(1998)과 Salvagioni et al.(2017)에 의해 각각 2000년대 이전과 이후의 번아웃의 결과에 대한 실증적 연구결과를 정리한 내용이 있어서 이를 중심으로 소개하고자 한다.[1]

Schaufeli & Enzmann(1998)은 1980년대

. . . .

1) 2000년대 이전과 2000년대 이후 번아웃의 시대에 따른 결과에 차이가 있어서 구분한 것은 아니며 단지 Schaufeli & Enzmann(1998)과 Salvagioni et al.(2017)이 활용 가능하기 때문에 나누어서 살펴보는 것이다. 그러나 양 연구결과의 비교를 통해서 차이점이 있는지를 파악할 수도 있다.

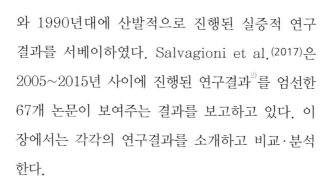

와 1990년대에 산발적으로 진행된 실증적 연구 결과를 서베이하였다. Salvagioni et al.(2017)은 2005~2015년 사이에 진행된 연구결과[2]를 엄선한 67개 논문이 보여주는 결과를 보고하고 있다. 이 장에서는 각각의 연구결과를 소개하고 비교·분석한다.

. . . .

2) 2000년대 이후, 긍정심리학 개념이 도입되고 번아웃 개념이 직무 연대(job engagement)라는 긍정적 개념으로 보충·확장되었다.(Maslach, Schaufel & Leiter, 2001)

부정적인 소진에 대한 개념이 효능감, 에너지 개입 등으로 나타나며 근무자(worker)에 대한 전제적인 연구 필요성이 시작되었다.(Schaufel; et al. 2003)

신체적 및 생리적 결과

1) 2000년 이전의 연구

Schaufeli & Enzmann(1998)은 번아웃의 결과에 대한 서베이 논문에서 번아웃이 건강문제를 유발하는 것으로 보고하고 있다. 번아웃의 하위범위 중 감정적인 소진이 빈번한 감기를 유발하거나(Hendrix et al., 1991), 남성의 경우에 2년 내지 3년 내에 콜레스테롤의 증가를 가져왔다고 한다(Shirom et al., 1997). 또한 감정적 소진과 비인격화는 심각한 질병의 원인이 되며(Corrigan et al., 1995), 관상동맥심질환 증상을 유발하는 것으로 보고되고 있다(Landsbergis, 1988).

2) 2000년 이후의 연구

Salvagioni et al.(2017) 역시 번아웃이 신체 건강에 미치는 영향에 관한 많은 연구결과들을 소개하고 있다. 이에 따르면 번아웃으로 인해 가장 많이 발견되는 신체적 증상에는 관동맥성 심장병(Appels & Schouten, 1991)을 비롯한 심혈관 질환들이 있었다. 번아웃은 콜레스테롤 수치가 220mg/dl 이상인 고콜레스테롤혈증hypercholesterolemia과 2형 당뇨병으로 이어질 가능성이 있다(Kitaoka-Higashiguch et al., 2009).

번아웃은 근골격 장애와도 밀접한 연관이 있다. 번아웃 수준이 높은 근로자들은 번아웃을 겪지 않는 이들에 비해 근골격 통증을 발달시킬 위험이 두 배나 높은 것으로 나타났다(Melamed, 2009).

번아웃과 통증 경험의 변화 간의 관계를 살펴본 한 연구에서, 번아웃은 전반적인 통증, 목-어깨 통증, 등 통증, 그리고 통증과 관련된 장애들과 연관이 있었다(Grossi et al., 2009). 미국의 사회복지사들을 대상으로 한 연구에서는 두통이 번아웃과 연관이 있는 것으로 나타났다(Kim et al., 2011). 또한, 번아웃은 만성 피로(Leone et al., 2009), 위장 및 호흡기 문제(Kim et al., 2011), 산림업과 같은 직종의 경우 심각한 부상(Ahola et al., 2013), 그리고 45세 이하에 사망할(Ahola et al, 2010) 가능성을 높이는 위험요인인 것으로 드러나기도 하였다.

반면에 신체 의학적 현상으로서의 비만과 고지혈증이 각각

번아웃의 결과로 나타나는지에 대해서는 명확하게 확인되지
않고 있다.

3) 비교

일반적으로 번아웃이 자가진단된 신체적 증상을 가져온다
는 사실은 분명하지만, Schaufeli & Enzmann(1998)이 분석한
2000년 이전의 연구에서는 번아웃이 객관적인 증상을 가져오
는지에 대한 실증연구는 별로 없었다. 하지만 2000년 이후에
는 Salvagioni et al.(2017)에서 보는 바와 같이 다양한 신체적
및 생리적 증상에 대해서 활발하게 연구되어 왔다. 즉 2000년
이전에는 감기, 콜레스테롤, 관상동맥심질환 등에 국한되었으
나, 2000년 이후에는 고혈압, 비만, 당뇨, 통증 등 다양한 신
체적 증상으로 확대되어 분석되고 있다. 2000년 이전과 이후
의 연구에서 모두 번아웃은 고콜레스테롤과 심장질환을 유발
하는 것으로 나타나는 등 신체적 및 생리적 측면에서 번아웃
결과는 의견의 일치를 보이고 있다.

참고로 우리나라의 경우 번아웃의 결과로 나타나는 신체적
및 의학적 측면에서의 연구결과는 최형성(2016)과 이양선·최은
숙(2015) 정도이다. 어린이집 교사를 대상으로 하는 최형성의
연구는 교사의 번아웃이 우울을 야기시키고, 다시 우울이 신체
적 건강을 악화시키는 결과를 확인해주고 있다. 특히 번아웃의

하위요인인 비인격화가 신체적 건강에 다각적 증상을 초래하는 것으로 나타났다. 일반직 종사자를 대상으로 하는 이양선·최은숙의 연구에서는 건강상태가 좋은 사람에 비해 나쁜 사람의 경우 직무소진이 1.14배 높은 것으로 나타났다. 다만 건강상태의 측정이 의학적 측면에서 객관적으로 측정한 것이 아닌 주관적인 자기보고에 의한 것이라는 한계점을 가지고 있다.

심리적 결과

2

1) 2000년 이전의 연구

우울증은 번아웃의 원인일 뿐만 아니라 결과이기도 하다
(McKnight & Glass, 1995). 하지만 실증적 연구들은 양자 간의 인과관
계를 명확히 밝히지 못하고 있다. 다만 두 변수 간의 상관관계
를 보고하는 정도에 그치고 있다. 2000년 이전의 연구에서는
12개의 논문이 번아웃의 3개 하위범주가 우울증과 상관관계가
있음을 보고하고 있다. 결론은 평균적으로 볼 때 감정적 소진
(공분산 26%)이 우울증과 가장 강한 상관관계를 보이며, 그 다음
으로 비인격화(공분산 13%), 개인적 성취감(공분산 9%) 등으로 이어
지고 있다. 감정적 소진과 우울증의 밀접한 관계에 대한 몇 가
지 설명이 가능하다. 첫째, 우울증과 번아웃은 낮은 에너지, 낮
은 근로의욕, 부정적 태도 등과 같은 증상을 공통적으로 가지
고 있다. 둘째, 기본적으로 개인적 특성인 신경성nueroticism은 우

울증과 감정적 소진에 공히 내재되어 있다. 셋째, 동일한 외부적 요인(예: 스트레스를 유발하는 작업환경)이 우울증과 번아웃을 독립적으로 가져올 수 있다. 이에 대해서는 실증적 연구결과가 없기 때문에 어느 설명이 맞는지는 판단하기 어렵다.

앞에서 번아웃으로 인한 신체적 및 생리적 증상은 객관적으로 진단된 것이지만 자기 자신이 주관적으로 판단하는 정신·신체적 불평도 심리적 차원에서 번아웃의 결과가 될 수 있다. 예를 들면 신경쇠약, 신경통, 신경성 위장장애 등이다. 일부 연구에 의하면 번아웃이 이러한 정신·신체적 불평을 야기하는 것으로 나타나고 있다. 특히 번아웃의 하위범주 중 감정적 소진이 신경쇠약, 신경근육통, 위장장애 등 정신·신체적 불평을 가져오는 것으로 보고하고 있다(Conner, 1982; Schaufeli and Van Dierendonck, 1993).

번아웃은 약물남용을 일으키기도 하는데, 여성의 경우 번아웃의 세 가지 하위범주 중 비인격화를 겪는 경우 알코올, 담배, 약물과 같은 약물 남용을 하는 경향이 있었으며(Nowack & Pentkowski, 1994), 남성 교사들 역시 비인격화를 겪는 경우 진통제를 많이 사용하는 것으로 나타났다(Ogus et al., 1990). 또한, Kleiber et al.(1998)의 연구 결과, 비인격화와 감정적 소진은 알코올 섭취량 및 약물 사용과 연관이 있있고, 개인적 싱취의 저하는 흡연과 연관이 있었다. 하지만 Landbergis(1988)는 번아웃 때문에 흡연하는 것은 아니라고 주장하였고, 경찰을 대상으로 한

Burke(1994)의 연구에서는 번아웃은 약물남용의 원인이 아니라고 보고 있다.

　Schaufeli & Enzmann(1998)은 번아웃 연구들에서 결혼 만족도와 가족 스트레스를 포함하여 개인적 삶에서 번아웃이 일으키는 여파들에 관해 광범위하게 논의하고 있음을 발견했다. 이러한 변인들은 종종 번아웃의 결과로 간주되기보다 직무 스트레스와 더불어 또 다른 예측변인으로 고려되는 경우가 있기 때문에(예: Burke & Greenglass, 1994), 번아웃과 이러한 여파들 간의 인과관계 순서는 논란의 여지가 있다. 따라서 결혼의 질이나 가족 스트레스와 같은 요인들은 번아웃의 동반현상으로 이해될 수 있다. 특히 Zedeck et al.(1988)은 직장인의 번아웃과 그의 배우자가 가정 및 가족에 대해 가지는 인식과의 관계에 대해서 조사하였다. 이 연구에 따르면 직장인이 가족과 보내는 시간, 직장인의 분노 조절 실패, 가사 일에 대한 직장인의 관심 등 가족영역에 대해서 배우자가 내리는 평가는 번아웃과 연관이 있다. 즉 번아웃 수준이 높을수록 가족 관련 영역에 부정적인 결과를 가져왔고, 번아웃 중 특히 감정적 소진과 가장 큰 연관이 있었다.

2) 2000년 이후의 연구

Salvagioni et al.(2017)은 번아웃 연구들(Toppinen-Tanner et al., 2009; De Beer et al., 2016)에서 불면증과 우울증이 주요한 심리적 결과들로 나타났음을 보고했다. 건강 검진에 참여한 건강한 근로자들을 대상으로 한 연구에서 번아웃은 불면증을 예측하는 변인으로 보고하였다(Armon, 2009). 이렇게 번아웃 증후군은 수면 유도 및 유지의 어려움을 가져올 수 있다.

우울증 역시 번아웃의 결과로 나타났는데, 2,555명의 치과의사들을 대상으로 한 추적 연구(Ahola & Hakanen, 2007)에서 번아웃은 우울증을 예측하는 변인으로 나타났고, 직무긴장과 우울증을 매개하였다. 5,000명의 건강한 근로자들을 대상으로 진행한 추적 연구(Armon et al., 2014)에서 역시 번아웃이 우울증을 증가시키는 것으로 나타났다. 번아웃 증후군이 심각할수록 그렇지 않은 경우에 비해 항우울제를 사용하는 경향이 높은 것으로 나타났는데, 이러한 경향은 여성보다 남성의 경우 더 두드러졌다(Madsen et al., 2015). 또한 번아웃의 하위 범주 수준들 간의 비일관성, 예를 들어, 높은 감정적 소진과 낮은 냉소주의, 또는 일정한 시간 동안(예: 4년)의 번아웃 증상의 변화가 향정신성 약물 및 항우울제 처방을 예측하는 것으로 나타났다(Leiter et al., 2013). 핀란드 산림업에 종사하는 근로자들에 대한 연구에서 번아웃은 정신질환으로 인해 병원에 10년 이상 입원하게 되는 상황을 예측하는 변인으로 작용하기도 하였고(Toppinen-Tanner et al., 2009), 금융권에 있는 근로자들의 경우 번아웃은 심리적 질환 증상들에 대한 위험 요인인 동시에 업무 과부하와 이러한 증상들을 매개하는 요인이 되기도 하였다(De Beer et al., 2016).

3) 비교

2000년 이전의 연구와 이후의 연구에서 공통되는 번아웃의 결과는 우울증과 정신·신체적 불평 혹은 증상이다. 2000년 이전의 연구에서는 우울증과 정신·신체적 증상 이외에도 약물 사용과 개인생활으로의 전이 현상을 번아웃의 결과로 보고하고 있다. 이에 비하여 2000년 이후의 연구에서는 우울증과 정신·신체적 증상 이외에도 불면증, 정신병원 입원, 항우울증치료 등을 번아웃의 결과로 분석하고 있다. 우리나라의 경우에도 번아웃의 심리적 결과에 대한 연구가 발견되고 있다. 국회도서관 DB에서 검색어로 '소진과 우울'을 치고 검색한 결과, '소진(번아웃)이 우울에 미치는 효과(조절효과 포함)'를 주제로 삼은 연구가 8건이 있었다. 연구대상은 간호사, 사회복지사, 어린이집 교사, 학생 등으로 대부분 번아웃이 우울증을 유발하는 것으로 나타나고 있다.

3

직무 및 조직
차원의 결과

1) 2000년 이전의 연구

Schaufeli & Enzmann(1998)이 조직 차원에서 살펴본 일련의 연구들에서 번아웃은 결근, 이직의도, 저조한 직무성과 등을 초래하는 것으로 나타났다. 먼저 결근의 경우 10여 건의 연구논문을 분석한 결과, 전반적으로 번아웃은 결근을 야기하는 것으로 나타났다. 번아웃의 하위범주 중 감정적 소진이 결근에 가장 큰 영향을 미쳤으며, 그 다음이 비인격화로 이어졌다. 개인적 직무성과는 10건의 논문 중 3건이 번아웃을 유발한 것으로 보고하고 있다(Kimmel, 1993; Parker & Kulik, 1995; Kleiber, 1998).

또한 번아웃이 이직의도의 원인인 것으로 나타나고 있다. 예를 들어, 간호사들을 대상으로 한 연구(Firth & Britton, 1989)와 서비스 전문직을 대상으로 한 연구(Kleiber et al., 1998)에서 번아웃의 하위범주 중 비인격화가 직장이동에 영향을 미친 것으로 나타났다. 하지만 번아웃이 실제로 직장이동을 야기한다고 보고한 연구결과들은 그리 많지 않았다. 번아웃으로 인한 이직의도가 실제 퇴사로 이어지지 않는다는 것은 상당수의 번아웃된 근로자들이 비자발적으로 직장에 남게 된다는 사실을 암시한다고 볼 수 있다. 이는 근로자 개인에게나 조직에나 부정적인 결과를 가져올 수 있음을 예측하게 한다(Jackson et al., 1986).

직무성과와 관련하여서는 이론적으로 번아웃된 종업원들은 개인적 성과가 좋지 않고, 고객들에게도 서비스를 제대로 제공하지 않을 것으로 예측되었다. 그러나 실증적 연구결과는 이를 뒷받침해 주지 못했다. 7개의 연구논문을 분석한 결과 3개의 논문에서 번아웃과 직무성과는 연관이 없거나 오히려 번아웃된 사람의 성과가 더 좋은 것으로 나타났고(Keijsers et al., 1995; Lazaro et al., 1985; Randoll & Scott, 1988), 4개의 논문은 번아웃이 직무성과를 낮추는 것으로 보고하고 있지만 번아웃의 일부 하위 범주에서만 그 관계가 성립할 뿐 평균적으로는 통계적 유의성을 주장하지 못했다(Bhagat et al., 1995; Hendrix et al., 1991; Nowack & Hansen, 1983; Parker & Kilik, 1995). 예를 들어, 간호사를 대상으로 한 Keijsers et al.(1995)의 연구에서는 주관적 및 객관적으로 측정한 간호사들의 성과는 번아웃의 하위범주 중 비인격화 및 개인적 성취감과 아무런 관계도 갖지 않았으며, 번아웃 상태를 느끼거나 스스로 개인적 성취감이 낮다고 평가한 간호사들이 오히려 실제로 직무성과가 더 높은 것으로 나타났다. 이는 성과가 좋은 간호사들은 자기 자신의 에너지를 불태우는 경향이 있고 그 결과로서 번아웃된 것으로 해석할 수 있다. 혹은 성과가 좋은 간호사들은 다른 간호사들과의 비교기준이 높기 때문에 항상 자신이 목표에 미달되었다고 느끼는 것으로도 볼 수 있다. 여하튼 번아웃이 저조한 직무성과를 가져온다는 가설에 대한 2000년 이전의 연구결과들은 서로 상반된 결과를 보이고 있음을 알 수 있다.

한편 번아웃은 일work에 대한 생각이나 태도에도 영향을 미치는 것으로 나타났다. Lee & Ashforth(1996)를 비롯하여 15개의 실증적 연구논문을 분석한 결과, 번아웃은 직무만족도, 조직몰입, 퇴사 또는 직종을 떠나고자 하는 의지 등의 결과를 가져오는 것으로 분석되었다. 먼저 직무만족도가 번아웃으로 인해 가장 광범위하게 영향을 받는 결과에 해당했다. 직무만족도는 번아웃의 세 가지 하위 범주들과 연관이 있었지만, 특히 비인격화와 높은 연관이 있었다. 조직몰입과 번아웃의 연관성에 대해 살펴본 대부분의 연구들은 조직의 가치 및 목표에 대한 근로자의 수용과 믿음을 측정하는 척도(OCQ: Organizational Commitment Questionnaire)를 조직몰입도 측정에 사용하였는데, 감정적 소진과 비인격화의 정도가 높을수록 조직몰입도가 낮은 것으로 나타났다. 퇴사 또는 직종을 떠나려는 의도 역시 번아웃과 연관이 있었는데, 번아웃의 하위범수들 중 감성석 소신이 이러한 의노를 가장 많이 설명하는 요인으로 나타났다. 하지만 번아웃으로 인한 이직의도가 실제 행동으로 이어지지 않는 것처럼 퇴사나 직종을 떠나려는 의도 역시 실제로 이어지는지에 대해서는 의문의 여지가 있다.

2) 2000년 이후의 연구

Salvagioni et al.(2017)에 의하면 번아웃과 관련된 연구들에서 직무만족도, 무단결근, 장애인 연금, 직무요구, 직무자원 및 프리젠티즘(필요 이상으로 직장에서 많은 시간을 보내는 것) 등은 번아웃의 결과로 나타났다.

직무불만족은 비인격화 및 감정적 소진과 같은 번아웃의 하위범주들의 직업적 결과로 나타났다(Figueiredo-Ferraz et al., 2012; Borritz et al., 2006). 번아웃이 심각한 근로자들은 그렇지 않은 근로자들에 비해 더 많이 결근하는 경향(평균적으로 1년에 13.6일)이 있는 것으로 나타났고(Borritz et al., 2006), 높은 수준의 번아웃은 결근이 장기적으로 지속되는 원인으로 지적되고 있다(Schaufeli et al., 2009; Borritz et al., 2010). 또한, 심각한 번아웃 및 감정적 소진은 경미한 수준의 번아웃이나 번아웃을 겪지 않는 경우에 비해 새로운 장애인 연금을 받게 될 확률이 높아지는 결과로 이어지기도 하였다(Ahola et al., 2009).

번아웃은 직무요구 및 직무자원에 관한 인식 각각에 영향을 미치기도 하였는데, 간호사들을 대상으로 한 연구에서 감정적 소진 및 비인격화는 근로자들로 하여금 직무요구가 많다고 인식하게 하는 결과로 이어졌고, 감정적 소진은 필요 이상으로 직장에서 많은 시간을 보내는 '프리젠티즘presenteeism'에 영향을 미쳤다(Demerouti et al., 2009). 결근은 직장에 나가지 않는 것을 의미하는 반면, 프리젠티즘은 아픈데도 불구하고 직장에 나가는 것으로서 생산성을 감소시킨다. 이는 건강 문제를 심화시키기도 하고, 만족스러운 업무 수행이 불가능해짐에 따라 감정적 소진을 증가시키는 악순환으로 이어질 수 있다.

3) 비교

2000년 이전의 연구와 이후의 연구에서 공통되는 번아웃의 결과는 직무불만족과 결근 및 병가이다. 2000년 이전의 연구에서는 직무불만족과 결근 및 병가 이외에도 조직몰입도, 퇴직의도, 이직의도, 종업원의 직무성과 및 서비스의 질 등을 번아웃의 결과로 보고하고 있다. 이에 비하여 2000년 이후의 연구에서는 직무불만족과 결근 및 병가 이외에도 직무요구, 직무자원, 출근 후 비정상적인 업무수행, 즉 프리젠티즘을 번아웃의 결과로 거론하고 있다. 특히 제3장에서 본 바와 같이 직무요구와 직무자원은 번아웃의 원인이지만, 반대로 직무요구와 직무자원이 또한 번아웃의 결과라는 사실이 흥미롭다. 즉 감성석 소진 및 비인격화는 근로자들로 하여금 직무요구가 너무 많다거나 직무자원이 부족하다고 인식하게 하는 결과로 이어졌다는 것이다. 특히 2000년 이전의 연구에서는 번아웃의 결과로 서의 출근 후 비정상적인 업무수행, 즉 '프리젠티즘'에 관한 연 구가 발견되지 않는 데 반해, 2000년 이후의 연구에서는 발견 된다.

우리나라의 경우에는 대부분의 연구가 번아웃의 직무 및 조 직 차원의 관점에서 이루어져 왔다. 주요 연구주제는 번아웃 이 직무(불)만족도, 조직몰입, 직무요구, 이직의도 등으로 나타 나고 있다. 국회도서관 학술지 DB에서 검색어로 '소진과 직무 만족'을 치고 검색한 결과, 총 603건이 검색되었고, '소진과 이 직의도'는 476건, '소진과 조직몰입' 179건, '소진과 직무요구' 는 117건이 각각 검색되었다. 대표적인 연구로 치위생사의 번 아웃 현상이 직무만족도와 이직의도에 미치는 영향을 연구한 이병호·김정술(2010)을 들 수 있다. 이 연구에서는 번아웃의 하 위범주 중 감정적 고갈이 직무만족도에 가장 큰 영향을 미쳤는 데, 이는 직업효능감 저하 요인과 함께 직무만족도를 낮추는 것으로 나타났다. 또한 직무만족도가 낮아지면서 이직의도가 높아지는 것으로 보고하고 있다.

〈표 6-1〉 번아웃의 결과에 대한 실증연구 요약

자료: Schaufeli & Enzmann(1998)과 Salvagioni et al.(2017)에서 요 약 발췌함

번아웃의 결과	번아웃에 의한 영향	
	2000년 이전 Schaufeli & Enzmann(1998)	2000년 이후 Salvagioni et al.(2017)
신체적 및 생리적 결과		
감기	(+)	(+)
비만		(?)
고지혈증		(?)
당뇨병		(+)
심장병	(+)	(+)
콜레스테롤	(+)	(+)
만성피로		(+)
통증		(+)
두통		(+)
심각한 부상		(+)
45세 이하에 사망		(+)
심리적 결과		
우울증	(+)	(+)
정신신체적 불평	(+)	(+)
약물사용	(+)	
개인생활로의 전이	(+)	
불면증		(+)
정신병원 입원		(+)
항우울증 치료		(+)
일 및 조직 차원의 결과		
직무만족도	(−)	(-)
조직에의 몰입	(−)	
퇴직의도	(+)	
결근 및 병가	(+)	(+)
이직의도	(+)	
성과 및 서비스의 질	(?)	
직무요구		(+)
직무자원		(-)
출근후 비정상적 업무		(+)

번아웃의 결과

번아웃의 전이현상

번아웃은 개인 한 사람만의 문제가 아니다. 전염병처럼 다른 사람에게 영향을 줄 수 있다. 이 장에서는 번아웃의 전이현상을 가족, 일터, 사회로 나누어 알아본다.

제4장에서 살펴본 번아웃에 대한 감정적 전염모형은 번아웃의 원인보다는 결과에 초점을 맞추어 번아웃이 사람들과의 관계 속에서 왜 널리 퍼지는가를 설명하는 이론이다. 이 이론에 따르면 번아웃은 유행성 감기가 널리 퍼지듯 혹은 병원에서 병원균이 감염되듯 사람들과의 관계 속에서 확산된다고 한다(Edelwich & Brodsky, 1980). 예를 들어, 어떤 사람이 조직 내에서 번아웃되면, 그 사람은 다른 동료와 그 번아웃 현상을 같이 느끼게 되어 다른 동료들도 번아웃된다는 것이다. 이것이 바로 번아웃의 전이현상transfer effect of burn-out이다. 이 장에서는 가족, 일터, 사회로 나누어 번아웃의 전이현상을 살펴본다.

1

가족에게
전이되는 번아웃

가정은 인간이 태어나고 자라면서 접하는 최초의 사회적 환경이며, 가족이라는 친밀한 인간관계를 통해서 서로 간의 애정과 신뢰, 위안과 존경 등 심리적이고 정서적인 만족을 얻을 수 있는 곳이다. 그러므로 가정이란 공간적 장소와 함께 그 속에서 가족들이 그들의 신념이나 애정을 주고받으며 정서적 만족을 얻는 심리적인 분위기를 포함하는 개념이다. 부정적 감정이며 증상인 번아웃도 가정 내에서 쉽게 전이될 것으로 예측할 수 있다. 다음은 인터넷에서 우연히 발견한 글이다.

저는 현재 20대의 한 집안의 장녀입니다. 저희 가족은 총 4명의 구성원으로, 부모님과 저, 그리고 저보다 3살 어린 여동생이 있습니다. 현재 저희 가족 구성원 모두 번아웃 상태인 것 같습니다.

구성원 모두 현재 한계에 부딪혔고, 최대한 서로에게 피해가 가지 않도록 현 위치에서 최선을 다하고 있습니다. 하지만 이대로 두었다가는 상태는 더욱 악화될 것이고, 언제 최악의 상황이 터질지 모를 위기에 놓였다고 생각합니다.

현재 저희 가정은 삶에 지쳐 있습니다. 더이상 살아가야 할 이유 없이 살아있기에 그저 참고, 버티며 하루하루를 살아가고 있습니다.

이 글에서 우리는 모든 가족 구성원이 각자의 입장에서 겪는 번아웃 증상으로 인해 매우 지쳐 있음을 엿볼 수 있다. 번아웃으로 인해 가족에게 전이되는 가장 대표적 현상 중 하나는 사소한 일에 대해 가족들에게 짜증을 내는 일이다. 이 가족은 다행히 서로에게 피해를 주지 않기 위해 최선을 다한다고 했다. 그러나 시한폭탄 같은 상황이다.

가족 중에서 특히 주부가 번아웃에 빠져 그 증세가 가족에게 전이되면 그것은 한 가족의 위기로 연결될 수 있다. 다음은 한 주부의 이야기다. 그녀는 "나쁜 엄마, 나쁜 아내 그러나 행복한 엄마, 행복한 아내"를 외친다. 가사와 직장일 둘을 완벽히 할 수 없으므로 가정일을 대충 한다고 한다. 설거지나 청소를 매번 깨끗하게 한다고 힘 빼고 나서 가족에게 짜증내느니 대충하고 가족에게 웃는 낯으로 대하고, 정말 힘들면 힘들다고 표현하고 도움을 요청한다. 이때 중요한 것은 짜증스런 표정과 말투로 도움을 요청하면 서로 힘든 상태의 가족에게서 좋은 결과를 얻기 힘드니, 웃는 얼굴에 침 못 뱉는다고 웃으며 도움을 요청해야 한다고 한다. 그리고 좀 느긋하게 기다리는 습관을 키워야 한다고 조언한다. 가정일이라는 게 해도 표 안 난다고 하는데 그 일 한두 개쯤 당장 안 한다고 큰일 나지 않는다고 말한다. 살짝 나쁜 엄마이고 나쁜 아내가 되니 행복한 엄마이고 행복한 아내가 되어 있더라는 것이다.

가족의 번아웃에서 워킹맘을 생각하지 않을 수 없다. 일반적으로 번아웃 증후군은 '하고 싶은 일'보다는 '해야 하는 일'에 더 충실한 모범생에게 취약하다. 거의 선택의 여지가 없이 '해야 할 일'에 항상 치이는 워킹맘은 가족을 지키기 위해 본의 아니게 모범생일 수밖에 없다. 그러니 '모범생 워킹맘'의 종착역은 번아웃 증후군이기 쉽다.

다음은 워킹맘과 육아로 인한 경력단절 사이에서 갈등하고 지친 또 다른 전업주부(김경아, 가명)의 고백이다(성기정, 2015; Sung & Kwon, 2016).

> 아이와 힘들었던 것도 육아에 지쳤던 경험들도 전부 다 그냥 육아의 한 즐거움으로 받아들여야 되는 것 같아. 육아 스트레스라는 걸 승화시켜서. 그 과정에서 (아이도) 울고 힘들고 나도 힘들고 괴롭고 했지만, 그 감정들을 이 아이가 아니었으면 느낄 수가 없었어. 지금 생각해 보면 애가 밥을 안 먹으면 나도

걱정되고 고민되고, 어떻게 해야 되는지 아이를 위해 생각하게 되고. 아이가 힘들면 나도 힘들어.

애들 자는 시간 외에는 내 시간이 없었고 애들 자면 새벽까지 뭐라도 좀 해 보려고 하는데, 하고 자면 그 다음 날 영향이 가서 애들 일정에도 자꾸 피해가 가. 예전에는 내가 배우고 싶은 게 생기면 학원도 마음껏 다녔고, 운동도 하고, 회사생활, 사회생활에 힘들었을 경우 머리 식히러 여행도 갈 수 있었고, 근데 지금은 그런 게 전혀. 쇼핑도 날 위해서 그때처럼 근사하게 할 수 있는 것도 아니고. 여행은 항상 애들 위주, 먹는 것도 애들 위주, 그러다 보니까 나의 정체성이랄까, 내가 좋아했던 게 뭐였는지에 대한 기억을 점점 잃어가는 것 같아. 그런 것들을 기억하다가, 추억하다가 이젠 변해 가는 것 같아. 아예. 옛날에 했던 걸 잊어버리고 지금에 맞춰지는 것 같아. 그때가 조금 그리웠는데, 이제 포기를 점점 하다 보니까, '이게 진짜 네 모습이야'라고 생각되는 것 같아.

대화가 줄었어요. 형식적으로 엄마 아빠로만 되어가지 않을까 걱정이. 같은 직종에 있다 보니 말도 잘 통했고 서로 조언도 해줄 수 있었거든. 둘 다 집보다는 바깥 생활을 더 오래 하기 때문에 할 얘기가 더 많았던 건데, 이젠 (일을 그만두고 난 후) 단절이 돼 버리니까. 남편은 아빠로서 가장으로서 책임을 느껴서인지 모르겠는데 바깥에서 힘든 일은 점점 얘기도 안 하고. 그러다 보니까 대화가 많이 단절된 것 같아요. 남편이 집에 들어오면 나는 형식적으로 오늘 있었던 일 인수인계 하는 식으로 급하게 요약정리해서 보고해 주고, 남편은 "특별한 일 없었구나" 그러고 그냥 밥 먹고. 애들하고 놀아주는 시간 때문에 애들하고 놀고. 대화의 폭이 그렇게 넓지 못해요 옛날보다. 서로 오늘 있었던 일 함축적으로만 이야기해주면, "그래"하고 그냥 받아들이는 거라 깊게 재미있게 유쾌하게 나누는 대화가 별로 없어.

이 엄마는 경력단절 전업주부로서 일상적 가정생활 속에서 지치고 자신의 정체성을 잃어가는 중에 남편과 상호 간 대화가 서서히 사그러지는 아쉬움을 나타내고 있다.

실증적 연구결과를 보더라도 가족 간 번아웃의 전이현상을 확인할 수 있다. 100명의 군장교와 그들의 부인들을 연구대상으로 한 Westman & Etzion(1995)의 연구는 번아웃 현상이 남편으로부터 부인들로 전이되었으며, 반대로 부인들의 번아웃 증상이 남편들에게 전이된 것으로 보고하고 있다. 집 없는 사람들Homeless과 함께 일한 전문직업인들을 대상으로 한 Miller et al.(1995)의 연구에서는 감정적인 전염현상이 소통 및 반응을 통해서 번아웃을 직·간접적으로 유발한 것으로 나타나고 있다.

2

일터에서
전이되는 번아웃

일터에서 사람들은 동료, 상사, 혹은 고객과 관계를 맺으면서 직무를 수행한다. 따라서 이들 서로 간의 감정 공유가 일어나면서 번아웃이 퍼지게 된다. 가령 고객이 번아웃되면 직원이 번아웃되고, 직원이 번아웃되면 다른 직원이 번아웃되며, 다시 직원으로부터 고객으로 번아웃이 전염된다(Brodsky, 1980). 특히 번아웃과 같이 부정적인 감정은 긍정적인 감정보다 더 전염성이 강하다고 한다.[1]

. . . .

1) 참고로 감정전염(emotional contagion)에 대조되는 개념으로 역-감정전염(counter-emotional contagion)이라는 개념이 있다(Heider, 1958). 일반적으로 부정적 감정은 부정적 감정으로 전염되지만 역-감정전염은 부정적 감정이 긍정적 감정으로 전염되거나 긍정적 감정이 부정적 감정으로 전염되는 경우이다. 예를 들어, 다른 사람의 슬픔이 나에게 슬픔으로 다가오면 감정전염이지만, 다른 사람의 슬픔이 나에게는 기쁨으로 다가오면 역-감정전염이다. 감정전염을 정서적 수렴(affective convergence)이라고 한다면, 역-감정전염은 정서적 발산(affective divergence)이라고 할 수 있다(Barsade et al., 2018).

1) 전염원이 리더 혹은 상사인 경우

일터에서 리더 혹은 상사의 권한은 강하다. 이른바 '힘 있는 사람powerful man' 혹은 '성공한 사람successful man'이다. 따라서 종업원들은 그들의 칭찬을 듣거나 인정받고 싶어 한다. 종업원들은 리더나 상사의 표정, 말, 행동 하나하나에 주의를 기울이며, 특히 그들의 감정 상태에 민감하게 반응하게 된다. 결과적으로 조직 내에서 리더나 상사는 구성원들 개개인의 감정 및 조직문화 분위기에 영향력을 크게 미치게 된다(Barsade et al., 2018). 물론 이러한 영향력은 리더나 상사의 특성, 예를 들어, 카리스마적 리더십charismatic leadership이냐 아니면 변혁적 리더십transformational 이냐에 따라서 달라질 것이다(Shamir, House, & Arthur, 1993; Bass & Riggo, 2006). 중요한 점은 조직 내에서 리더나 상사의 감정은 구성원들에게 강하게 전이된다는 것이다.

감정전염emotional contagion에 있어서 리더 혹은 상사의 역할을 보여주는 사례가 있어서 이를 소개하고자 한다. 수전 핀커는 『빌리지 이펙트』라는 책에서 미국 뉴잉글랜드의 그리핀병원 사례를 다음과 같이 소개하고 있다.

병원 이사회가 직원들로부터 인기가 높았던 패트릭 카멜 경영담당 부사장에게 사임을 강요했다. 그는 대부분의 직원들로부터 '병원에서 가장 혁신적이고, 유능한 경영자이자 긍정적인 에너지를 만들어내며 병원의 밝은 미래를 책임지고 이루어낼

인물'로 여겨지고 있었다. 그런 그가 사임하게 되면서 병원은 갈등과 험담, 흠잡기 등 적대적 감정들이 팽배해졌고 조직은 혼란에 빠졌다. 최고경영진에 대한 조직 구성원들의 신뢰도는 바닥을 쳤다. 일단의 조직구성원들은 이사진에게 현 사장 겸 CEO를 퇴진시키고 카멜을 최고경영자로 임명할 것을 공식적으로 요청했다. 결과적으로 현 사장 겸 CEO는 퇴진했고, 카멜이 후임자로 선임됐다. 카멜의 복귀로부터 6개월이 지난 후에도 병원의 재정적 상황은 계속 악화되었고, 인력 감축안은 불가피해졌다. 인력감축의 경우 일반적으로 조직구성원들의 충성도와 사기가 저하되며 조직구성원들은 불공정함을 호소하게 되고, 책임전가, 냉소, 분노 등의 부정적 효과들이 증대된다. 그러나 카멜의 조직의 경우는 달랐다. 카멜은 조직 내 긍정적 조직풍토 조성을 강조했고, 모든 조직구성원에게 용서와 긍정적 전망, 신뢰, 언행일치 등의 행동을 보이며 '직원들 역시 그런 행동을 보일 것으로 기대한다.'고 밝혔다. 그 결과 조직 곳곳에서 서로 따뜻한 마음을 나누고, 친절을 베풀며, 미덕을 보이는 행위가 거의 매일같이 발생했다. 구성원들은 카멜 사장에 의해 확립된 병원 내의 긍정적 조직 분위기가 어려움을 극복하고 더 나아가 번영을 이뤄낸 주된 요인이 되었다 증언했다.(수전 핀커 지음, 우진하 역, 2015. 『빌리지 이펙트』. 21세기북스)

이상 그리핀 병원의 사례는 조직 내에서 부정적인 감정(예: 책임전가, 냉소, 분노)과 긍정적인 감정(용서, 긍정적 전망, 신뢰, 언행일치, 따뜻한 마음, 친절, 미덕)이 구성원들 간에 어떻게 전염되고 확산되는지를 잘 보여주고 있다. 특히 리더로서의 카멜의 역할을 극명하게 알 수 있다.

2) 전염원이 동료인 경우

조직 내에서 리더나 상사 못지않게 부정적 감정을 전염시키는 주체는 동료이다. 기업조직 내에서 감정전염 현상에 초점을 맞추어 연구하는 Sigal Barsade 교수는 동료 간의 부정적 전이 현상을 '물결효과ripple effect'라고 표현하고 있다. 즉 번아웃처럼 부정적 감정이나 태도가 잔잔한 물결 퍼지듯 동료 간 조직 내에서 널리 퍼지면서 확산된다는 것이다.

Barsade(2002)는 자신의 〈조직행동론〉 과목을 듣는 대학원생들을 대상으로 하는 실험을 통해서 팀 내의 한 동료가 일으키는 감정전염 현상을 설명하고 있다. 연구방법 및 결과는 다음과 같다.

● **실험참가자**: 94명의 경영대학원 학생으로 29개 그룹별로 나누어 인사관리자로서의 역할을 부여한다. 임무는 연말 보너스 지급 시에 직원들에게 유리하도록 협상하는 것이다.
● **진행과정**: 그룹별로 협상을 진행할 때 실험을 위해 훈련된

사람을 그룹에 합류시켰다. 그 사람은 한 그룹에서는 긍정적인 감정과 즐거운 분위기를 표출했고, 다른 그룹에서는 부정적인 감정과 우울한 분위기를 표출했다. 즉 번아웃된 사람의 역할을 수행하였다.

● 연구결과: 예측한 대로 긍정적인 감정이 전파되며 즐거운 분위기가 형성된 그룹은 부정적인 감정이 전파되며 우울한 분위기가 형성된 그룹에 비해서 협력이 잘 이루어졌으며, 서로 간 갈등도 적었고, 협상의 성과도 좋았다.

이상의 실험에서 흥미로운 사실은 대부분의 실험참가자들이 실험을 위해서 투입된 사람의 역할을 인식하지 못했다는 점이다. 즉 참가자들은 감정의 전이현상을 전혀 인식하지 못했다. 이와 같이 팀 혹은 그룹의 한 동료의 부정적 혹은 긍정적인 감정과 태도가 조직구성원 전체로 서서히 퍼져나가는 현상이 바로 물결효과인 것이다. 일반적으로 조직 내에서 동료 및 팀원은 상사나 리더에 비해서 감정표출의 수위가 낮고 눈에 잘 띄지 않기 때문에 그 영향력이 현저하게 나타나지는 않는다. 그래서 그 효과를 감지하기 쉽지 않다. 하지만 동료나 팀원들의 작은 부정적 감정은 호수의 물결처럼 널리 퍼져나갈 수 있다. 특히 번아웃된 동료가 "하기 싫다", "대충 하고 끝내자", "피곤하다" 등 말을 자주 하면서 짜증을 내게 되면 주변의 사람들도 알게 모르게 거기에 젖어 들게 된다. 즉 번아웃의 전염현상이 발생하게 된다.

3) 전염원이 고객인 경우

　회사의 종업원이 번아웃 상태가 되면 이는 일차적으로 고객에게 영향을 미친다. 이것은 어디까지나 전염원이 조직구성원으로서 종업원일 경우이다. 이들은 주로 판매종사자, 은행창구직원, 의료종사자 등으로 그들의 일터에서 감정이 중요한 역할을 갖는다. 하지만 반대로 번아웃되거나 부정적 감정을 가진 고객이 회사의 종업원에게 부정적 감정을 전이시킬 수도 있다. 자신이 도움을 받으려는 종업원들에게 부정적인 말(심지어는 욕설)을 한다거나 이른바 '갑질'을 하게 되면 종업원들은 부정적 감정을 갖게 되어 궁극적으로 번아웃으로 진행될 수 있다. 이러한 현상은 최근 '전화상담원을 가족같이 대하자'라는 한 공익광고 표어에서도 잘 나타나고 있다.

　물론 종업원과 고객과의 관계는 한 방향으로 진행되지는 않는다. 종업원의 번아웃 상태는 고객에게 전이되고, 반대로 고객의 부정적인 감정이나 태도는 종업원에게 전염된다(Barsade et al., 2018).

4) 사례: 병원에서의 번아웃 전염 현상

앞에서 그리핀 병원에서의 사례에서 소개하였지만 이러한 일터에서의 번아웃 전이현상은 병원에서 자주 관찰되고 있다. Groenestijn et al.(1992)은 간호사들을 대상으로 한 연구에서 자신 주위에서 번아웃된 간호사들을 많이 본 간호사일수록 감정적 소진의 수준이 높게 나타난 것으로 보고하고 있다. 이는 병원에서 어떤 한 간호사가 번아웃되면 자신의 감정을 다른 동료 간호사, 의사, 환자 등과 나누고 행동으로 표현하는 과정에서 병원 전체적으로 부정적인 감정과 태도가 확산되는 것으로 해석할 수 있다. 이는 의사들에 대해서도 마찬가지라고 한다. Bakker et al.(1997)에 의하면 번아웃된 동료의사들을 많이 접촉한 의사일수록 자신이 번아웃될 가능성이 큰 것으로 나타났다.

5) 감정전염과 번아웃의 관계

이상에서는 번아웃의 전이현상을 감정전염을 통해서 설명하였다. 그러나 많은 연구자들이 감정전염과 번아웃을 별개의 개념 혹은 변수로 보고 그 관계를 실증적으로 밝히고 있다.

Barsade(2018)는 결론적으로 번아웃과 감정전염은 산업의 유형과 종업원들이 고객과의 관계에서 직면하는 감정의 유형에 따라서 달라진다고 주장한다. 특히 서비스 관련 업종에서의 실증적 연구결과는 일관적인 결론을 도출하지 못하고 있다. 예를 들어, Verbeke(1997)는 고객들의 감정에 민감하게 반응해야 하는 판매직원들은 감정적 고갈에 취약한 것으로 보고하고 있다. 이는 병원과 같은 서비스기관을 대상으로 하는 연구결과들과 일치된다. 그러나 일련의 연구결과들은 감정전염의 완충효과 buffering effects를 실증적으로 밝히고 있다. Chu et al.(2012)은 환자나 고객의 감정에 충실해야 하는 의료종사자들의 경우 감정적 고갈 혹은 번아웃을 경험하지 않은 것으로 보고하고 있다. 이는 의료종사자들의 경우에 환자의 기대에 부응하고자 하는 감정적인 노력이 완충작용을 일으킨 것으로 해석되고 있다(Barsade, 2018). 오히려 17개 호텔의 253명의 종업원을 대상으로 하는 연구에서는 번아웃과 감정전염의 역관계가 성립한다고 한다. 그 이유는 호텔종업원들이 자신이 표현하는 감정을 자신의 실제 감정으로 받아들이려는 노력, 즉 내면행위를 통해서 감정적 전염효과를 상쇄시키기 때문이라고 한다(Kruml & Geddes, 2000).

우리나라에서도 감정전염과 번아웃의 관계를 서비스업종에 대해 실증적으로 분석한 연구가 있다. 허창구 외(2013)는 감정 전염과 직무번아웃은 정(+)의 관계가 성립하며 직무열의와는 부(−)의 관계를 보이는 것으로 보고하고 있다. 특히 감정전염이 직무번아웃에 영향을 미치는 과정에서 공감배려가 감정전염의 부정적 영향을 상쇄시킬 소지가 있음을 언급하고 있다.

3

사회로
전이되는 번아웃

앞에서 소개한 군장교를 대상으로 하는 Westman & Etzi-on(1995)의 연구는 군대라는 일터에서 경험한 부정적인 감정이 가정으로 전이되는 현상도 보여주고 있다. 즉 전이이론의 관점에서 보면 개인이 직장에서 경험하는 감정이나 태도가 가정으로 파급된다는 것이다. 물론 반대로 가정에서 경험하는 부정적인 감정이나 태도가 직장으로 파급효과를 미칠 것이다. 이와 같이 일터-가정 영역에서 발생하는 역할부담은 스트레스를 발생시켜 개인의 삶의 질을 저하시킬 뿐만 아니라, 가정의 불행을 초래하고 직장에서는 직무불만족 또는 생산성의 저하를 통해 조직성과에도 부정적인 영향을 미친다. 즉 개인과 가정과 일터에서의 번아웃 현상은 서로의 상호작용을 통해서 사회 전체적으로 파급되고 확산되어 이른바 '피로사회[2]'로까지 이르게 되는 것이다.

일례로 최근 정신질환에 시달리는 교사들이 갈수록 늘고 있다고 한다. 2019년 학위논문 중 25%가 교사들의 번아웃현상을 다루고 있음이 이를 증명한다. 이른바 '조력자 증후군' 교사들은 학생들과 행복하고 신나는 수업을 할 수 없을 것이다. 그러다 보니 일본에서는 교사가 최악의 기피 직종이 되어 교원 임용고사 경쟁률이 거의 1:1에 근접하고 있다고 한다. 교사의 번아웃이 다른 교사의 번아웃을 유발하고, 이것이 모여서 사회 전체적인 측면에서 교사 직종의 기피 현상을 초래하는 것이다.

이외에도 번아웃으로 인한 문제가 개인에서 사회로 영향을 주는 끔찍한 사건이 있었다. 2015년 3월 독일 저먼윙스 9525편 비행기 사고로 탑승자 150명 전원이 사망했다. 이 사고는 부기장 안드레아스 루비츠가 고의적으로 비행기를 추락시킨 것으로 조사되어 더욱 충격적이었다. 당시 상황은 다음과 같이 기술되고 있다.

"루비츠는 비행 초반에는 기장 패트릭 손덴하이머를 평소와

. . . .

2) 피로사회(한병철 저/김태환 역, 문학과지성사)
　: "피로사회는 자기 착취의 사회다.
　　피로사회에서 현대인은 피해자인 동시에 가해자이다."

번아웃의 전이현상

같이 대했으나, 사고기가 순항고도에 오르고 착륙계획을 설명하자 '그러기를요', '두고봐야죠'라며 불길하게 답하는 통명스러운 태도를 보였다. 손덴하이머 기장이 화장실에서 돌아와 조종실에 들어가려 하자 문이 잠겨있었다. 기장은 문을 여는 비밀번호를 알고 있었으나 잠금장치의 제어판은 조종실에서 비활성화할 수 있었다. 인터컴을 통해 루비츠에게 연락하고 문을 거세게 두드리며 부수려 했으나 루비츠는 대꾸조차 하지 않았다. 루비츠는 항공기 교통관제탑의 질문에 응답하지도 않고 구조요청 또한 보내지 않았다. 녹화영상에서는 기장이 문을 부수려 하는 소리, 루비츠의 침착한 숨소리와 사고 직전 승객들의 비명소리만 남아 있었다."

 루비츠는 사업가인 아버지와 오르간 연주자인 어머니 밑에서 예의 바르게 자란 청년으로 알려져 있었기 때문에 가족은 물론 주위 사람들은 이 사실을 믿을 수 없었다. 그러나 전문가들은 루비츠가 번아웃 상태에 있었다고 지적했다.

더 알아보기: SNS와 번아웃의 전이 현상 ······················

우리가 살고 있는 정보화 사회는 가상세계virtual world를 제공하고 있다. 누구든지 트위터, 페이스북, 유튜브, 인스타그램 등과 같은 SNSSocial Network Service 혹은 소셜미디어social media를 통해서 또 다른 그 누구와 연결되어 정보를 교환한다. 자신의 생각과 감정 그리고 생활을 다른 사람과 나눌 수 있다. SNS 사용자들은 자신이 허용하는 친구들과 24시간 연결되어 있고, 시간과 공간적으로 제한이 없다. 여기서 중요한 점은 사람들은 사진이나 동영상을 통해서 언어, 표정, 행동 등을 표출하고 다른 사람과 감정도 교류한다는 것이다. 그러다보니 사람들 간의 감정전염 현상도 나타나고 있다. 어느 SNS 사용자가 "행복하다", "우울하다", "마음이 아프다"라는 표현을 노출했을 경우 이후 며칠간 이를 본 친구들이 올리는 SNS에서도 비슷한 감정의 말들이 발견된다고 한다(Ferrara & Yang, 2015; Kramer et al., 2014). 번아웃 등 부정적인 감정과 행복감 등 긍정적인 감정이 모두 SNS의 플랫폼을 통해서 전이될 수 있지만, 긍정적인 감정보다는 비난, 분노, 좌절 등 부정적인 감정이나 태도가 더 확산력이 크다고 한다. 가장 대표적인 예로 2019년 말에 발발한 중국발 신종바이러스 전염사건을 들 수 있다. 유튜브를 통해서 전 세계적으로 상황이 생중계되면서 우리나라뿐만 아니라 지구촌의 사람들이 걱정, 의심, 분노, 두려움 등 각종 부정적인 감정에 휩싸이게 되었다. 또한 Infodemic이라는 단어가 있다. 인포데믹infodemic은 정보information와 전염병endemic의 합성으로, 잘못된 정보가 미디어, 인터넷 등의 매체를 통해 급속하게 퍼져나가는 것이 전염병과 유사하다는 데서 생겨난 용어이다. 미국 전략분석기관 인텔리브리지Intellibridge의 창립자 데이비드 로스코프David Rothkopf가

2003년 5월 '워싱턴포스트'에 기고한 글에서 처음 정보전염병이라는 의미로 인포데믹이라는 용어를 사용하였다.

인포데믹은 단순히 소문이 퍼지는 것이 아니라 전문적이고 공식적인 매체를 비롯해 전화나 메시지 등 비공식 매체를 통해 확산되며, 전파되는 속도가 매우 빠르기 때문에 잘못을 바로잡기가 어려워 경제위기나 금융시장의 혼란을 키워 문제가 되고 있다. 속칭 찌라시라고 불리는, 금융시장에 도는 출처 불명의 소문 등이 인포데믹의 예라고 할 수 있다.

[네이버 지식백과] 정보전염병 (시사상식사전, pmg 지식엔진연구소)

더 나아가 우리는 인공지능(artificial intelligence: AI)을 기반으로 하는 시대에 살게 될 것이다. 이에 따라 인간과 로봇 간에 감정전염 혹은 감정전이 현상도 나타나지 않는다는 보장도 없다. 감정을 나누고 공유하는 능력이 미래에 있어서 인간과 로봇 간 상호교류의 기반이 될 것이기 때문이다(Barsade et al., 2018).

번아웃의
측정

이 장에서는 번아웃의 측정 문제에 대해서 알아본다. 여러가지
측정방법과 주요 측정지표를 알아보고. 의학적 진단기준에 대해
서도 살펴본다.

제3장에서 번아웃의 개념 및 정의 문제를 다루면서 "번아웃은 진단(측정) 가능한가"라는 질문을 제기하였고, 이에 대해서 가능하다고 대답하였다. 이 장에서는 번아웃의 측정 문제를 보다 자세히 다루고자 한다. 번아웃을 어떻게 측정할 수 있는가? 어떤 방법과 도구 혹은 수단이 있는가? 이러한 측정 도구들은 신뢰할 만한가?

번아웃의 측정방법

1

심리적 특성의 일반적인 평가방법은 임상적 관찰clinical observation, 인터뷰interview, 혹은 자기보고self-report이다. 이를 보완하는 방법으로 심장박동, 혈압, 혹은 콜레스테롤 수준 등 신체적 수치들이 활용되고 있다. 하나의 심리적 현상으로 번아웃의 경우도 예외는 아니다. 다만 아직까지 번아웃을 측정할 때 신체적 수치는 활용되지 않고 있기 때문에 제외하기로 한다.

1) 임상적 관찰

임상적 관찰clinical observation은 어떤 개인의 심리적 특성에 대한 정보를 얻는 데 있어서 보편적인 방법이다. 사실 번아웃 현상을 처음으로 소개한 Freudenberger도 관찰을 통해서 이를 발견하였다. 예를 들어, 그는 "우울증은 죄의식으로부터 오고, 번아웃은 분노가 체계화되면서 발생한다"고 주장하였는데, 이는 단지 임상적 관찰에 의한 것이다. 하지만 관찰은 체계적이지 않으며 표준화된 방법은 아니다. 관찰을 통한 정보가 신뢰성과 타당성을 가지기 위해서는 표준화된 상황하에서 체계적으로 관찰되어야 한다. 번아웃 현상을 관찰하기 위해서는 분명한 행동기준을 설정한 다음에 이를 정량화해야 하고, 그러한 행동을 야기하는 특정한 표준화된 상황 설정이 필요하며, 평가자들에 대한 교육도 선행되어야 한다. 하지만 관찰은 시간과 비용이 많이 들며 지루하고 복잡하다는 단점을 가지고 있다.

2) 인터뷰

고객이나 환자들의 정신적 상태를 평가하는 데에 가장 많이 활용되는 방법이 그들과의 인터뷰이다. 이 방법은 의사나 상담사, 혹은 사회복지사들이 특히 잘 사용하고 있다. 그러나 체계적으로 인터뷰하지 않으면 인터뷰를 통해 얻은 정보는 신뢰하기 어렵다. 인터뷰는 많은 노력이 필요하고 충분하지 않으며 주관적일 수밖에 없다. 하지만 인터뷰를 하는 사람은 인터뷰를 받는 사람에게 유연성flexibility을 가지고 상황이나 문제들에 대해서 심층적으로 다가갈 수 있다. 이때 의사들은 인터뷰를 통해서 표준화된 진단 규칙을 사용하는 경향이 있다.

3) 자기보고

　설문을 통한 자가측정 역시 번아웃을 측정하기 위한 하나의 방법이다. 이 방법은 대규모 집단에 대해서 적용 가능하며 비용이 적게 들고 효율적이다. 설문 항목을 정량적으로 평가할 수 있으며 해석하기도 쉽다. 특히 표준화를 통해서 평가자의 주관을 제거할 수 있기 때문에 신뢰할 만하다. 하지만 유연하지 못하며 응답자가 "무조건 좋다"에 대답을 하거나 극단적인 대답을 회피하는 경향 때문에 오류가 발생할 수 있다. 또한 개인평가에 적용되는 설문지 평가는 어느 정도의 노력과 시간이 요구된다.

주요 측정지표

지금까지 번아웃을 측정하기 위해서 자기보고self-report 방법을 토대로 다양한 평가지표들이 개발되어 활용되어 왔다.

1) 자가진단 리스트

번아웃 현상이 중요한 문제로 부각되면서 학계에서뿐만 아니라 매스컴에서도 번아웃을 자가진단Do-it-yourself하는 방법들이 쏟아져 나오고 있다. 최근에는 인터넷에서도 자가진단하는 리스트들이 종종 발견된다. 예를 들어, "당신의 번아웃 상태는 어떠합니까?", "당신의 번아웃 점수를 알아보세요.", "번아웃 테스트: 일, 여가, 그리고 당신 자신에 대한 믿음을 알아봅시다" 등의 문항이 있다.

번아웃을 측정하는 최초의 자가진단 리스트는 FBIFreudenberg

Burn-out Inventory이다(Freudenberg & Richelson, 1980). FBI에는 "당신은 건강함보다는 피로감을 느낍니까?", "당신은 점차 냉소적으로 변하고 있습니까?, "성생활이 원만치 않습니까?" 등의 문항이 있다. 만약 이에 대한 점수가 높으면 "당신은 위험한 상태입니다. 당신의 신체적 및 정신적 안녕은 위협을 받고 있습니다"라는 경고가 주어진다. 이러한 자가진단리스트는 주관적이며 기준이 모호하기 때문에 실증연구에서는 활용되지 않고 있다.

참고로 Mind Tools사가 개발한 번아웃의 자가진단리스트를 소개한다. 이 도구는 스스로 자신이 하고 일에 대해 느끼고 있는 번아웃 상태를 체크하도록 도움을 준다. 〈표 8-1〉에서 보는 바와 같이 이 리스트는 15개 문항으로 구성되어 있으며, 각 문항에 대해 매우 그렇다(5점), 자주 그렇다(4점), 가끔 그렇다(3점), 보통 그렇지 않다(2점), 전혀 그렇지 않다(1점) 등으로 나눠 1점부터 5점까지 점수를 매기면 된다. 평가기준은 〈표 8-2〉와 같다.

〈표 8-1〉 Mind Tool사의 번아웃 자가진단 리스트

항목	질문	점수
1	신체적 혹은 감정적 에너지가 위축되고 유출됨을 느낀다.	
2	직장 생활에 대해 부정적 생각이 든다.	

번아웃의 측정

3	사람들에 대해 자주 화를 내고 동정심이나 공감 능력이 떨어진다.	
4	사소한 문제에 대해서 혹은 동료들에게 쉽게 짜증이 난다.	
5	동료들이 나를 오해하고 있고 나를 인정해주지 않는다고 느낀다.	
6	주변에 터놓고 대화할 사람이 없다고 느낀다.	
7	기대보다 좋은 성과를 내지 못한다고 느낀다. 즉 성취감이 떨어진다고 느낀다.	
8	잘해야 한다는 편치 않은 압박감에 시달린다.	
9	직장에서 내가 원하는 것을 얻지 못하고 있다고 느낀다.	
10	나와 잘 맞지 않는 일을 하고 있다고 혹은 어울리지 않는 조직에 있다고 느낀다.	
11	나의 업무의 역할에 좌절감을 느낀다.	
12	조직의 수직적이고 관료적인 문화가 나의 업무 능력을 저하시킨다고 느낀다.	
13	내가 실질적으로 할 수 있는 수준보다 더 많은 일이 주어지고 있다고 느낀다.	
14	좋은 성과를 내야 하는 중요한 많은 일을 하기에 충분한 시간이 주어지지 않는다고 느낀다.	
15	업무 계획을 짤 시간이 충분하지 않다.	
합계		

자료: https://www.mindtools.com/pages/article/newTCS_08.htm

<표 8-2〉 Mind Tool사의 번아웃 자가진단 평가기준

점수	평가 및 진단
15-18점	번아웃의 증상 없음
19-32점	약간의 번아웃 증상
33-49점	일부 문항에서 점수가 높다면 번아웃 위험이 높은 수준으로 조심해야 한다.
50-59점	번아웃 위험이 크다. 이에 대해서 조치를 취해야 한다.
60-75점	번아웃 위험이 매우 크다. 이에 대해서 빨리 조치를 취해야 한다.

자료: https://www.mindtools.com/pages/article/newTCS_08.htm

〈표 8-3〉은 Enrichment Journal에서 발행한 또 다른 번아웃 자가진단 리스트이다. 지난 12개월 동안의 직장생활, 사회생활, 가족, 여가시간 등을 천천히 생각해보며 변화 정도를 알아볼 수 있다. 특히 지난 6개월 동안 일어난 변화에 더욱 관심을 둔다. 20개 문항으로 구성되어 있으며, 각 문항에 대해 변화가 매우 크다(5점), 상당한 정도의 변화가 있다(4점), 뚜렷한 변화가 있다(3점), 약간의 변화를 감지한다(2점), 거의 변화가 없다(1점) 등으로 나눠 1점부터 5점까지 점수를 매기면 된다. 평가기준은 〈표 8-4〉에 나타나 있다. 20-30점에 속하면 번아웃과 관계 없는 상태이고 90점보다 높으면 번아웃에 크게 노출

된 위험한 상태로 진단된다.

〈표 8-3〉 Enrichment Journal의 번아웃 자가진단 리스트

	질문	점수
1	하루 일과를 마친 후에 피로를 더 많이 느끼고 기진맥진해지는가?	
2	현재 하는 일에 흥미가 떨어졌는가?	
3	현재 하는 전반적인 일에 있어서 야망이 사라졌는가?	
4	본인 스스로 쉽게 지루해진다는 걸 느끼는가?(의미 있는 일을 하지 않으면서 오랜 시간을 보냈다는 생각이 드는가?)	
5	스스로에게나 다른 사람들에게 비관적이거나 냉소적 혹은 비판적으로 되고 있다는 생각이 드는가?	
6	약속이나 마감시간 혹은 어떤 활동사항들을 깜빡 잊고 그에 대해 근심한다거나 불안을 느끼지 않는가?	
7	혼자 있는 시간이 많아졌거나 직장동료 혹은 친구나 가족으로부터 소원해졌는가?	
8	짜증이나 공격적 혹은 적대적 태도의 발생률이 증가했는가?	
9	유머감이 확연히 줄어들었는가?	
10	감기, 독감과 같은 질병으로 자주 아픈가?	
11	예전보다 더 자주 두통이 일어나는가?	
12	위경련이나 만성적 설사 혹은 대장염 등과 같은 장과 관련된 질병으로 고생하는가?	

13	아침에 일어날 때 매우 피곤함을 느끼는가?	
14	예전에는 주위에 있는 것에 별로 신경 쓰지 않던 사람을 일부러 피하는 자신을 발견한 적 있는가?	
15	성적 리비도가 감소하고 있는가?	
16	사람을 비인격체로 혹은 무감각하게 대하는 경향이 생겼나?	
17	직장에서 가치 있는 것을 하고 있지 않다고 느끼든지 혹은 어떤 변화에서 자신은 비효율적인 존재라고 느끼는가?	
18	개인생활에서 가치 있는 뭔가를 하고 있지 않다고 혹은 활동에서 자발성을 잃었다고 느끼는가?	
19	직장일이나 사람, 미래 혹은 과거에 대해 생각하고 걱정하면서 너무 많은 시간을 보내고 있는가?	
20	이러지도 저러지도 못하는 한계에 부딪혀 있는가?	
합계		

출처 : http://enrichmentjournal.ag.org/200603/200603_020_burn-
out_sb_test.cfm
Enrichment Journal, Copyright 2016 The General Council of the
Assemblies of God.

〈표 8-4〉 Enrichment Journal의 번아웃 자가진단 평가기준

점수	평가 및 진단
20-30점	번아웃 상태와는 전혀 관계가 없다. 오히려 당신의 삶이나 직장을 너무 무심하게 대하고 있는 게 아닐까?
31-45점	열심히 일하고 규칙적으로 휴식을 취하는 일반적인 사람들의 점수가 여기에 속한다.
46-60점	아주 약간의 번아웃을 경험하고 있지만, 생활스타일을 검토하면 오히려 생활에 도움이 된다.
61-75점	번아웃을 경험하기 시작하고 있다. 보다 나은 생활을 위해 조절단계를 취해야 할 때다.
76-90점	번아웃 상태다. 현재의 생활을 재평가하고 변화를 위한 도움이 필요하다.
90점보다 큼	위험한 번아웃 상태로 즉각적인 완화가 필요하다. 번아웃 상태가 당신의 육체적, 정신적 안녕을 위협하고 있다.

출처 : http://enrichmentjournal.ag.org/200603/200603_020_burn-
out_sb_test.cfm
Enrichment Journal, Copyright 2016 The General Council of the
Assemblies of God.

누구에게나 적용되는 다 맞는 절대적인 평가는 없다. 이 점수를 참고하여 독자들의 생활에 도움이 되었으면 하는 바람이다. 만약 점수가 높다면 전문가와 상담하는 게 좋다.

2) BM

Burn-out Measure(BM; Pines & Aronson, 1988)는 번아웃에 대한 자기보고 측정치로 널리 활용되고 있다. BM은 21개 항목에 대해서 7점 스케일로 점수를 매기도록 되어 있다. 항목은 신체적, 정서적, 정신적 소진에 대한 것으로, 신체적인 항목의 경우 "피로감을 느끼느냐" 혹은 "신체적으로 약함을 느끼느냐" 등이고, 정서적 항목의 경우 "우울감을 느끼느냐", "탈진감을 느끼느냐" 등이며, 정신적 항목의 경우 "불행하다고 느끼느냐", "거절감을 느끼느냐" 등이다. 하지만 단점은 직무관련 요인이 다루어지지 않고 개인적 진단도구로는 적합하지 않다는 것이다.

Pines(2005)[1]는 번아웃 관련 연구자들 및 실무자들의 좀 더 편리한 측정지표가 필요하다는 요청에 부응하여 BMS(Burn-out Measure, Short Version)라는 측정지표를 개발하였다. 이를 이스라엘과 아랍 두 개 나라와 3개 직업에 적용한 결과 타당성과 신뢰성을 확인하였다고 보고하고 있다.

....

1) Piness & Aronson(1988)은 Maslach의 초기 주장과 달리 다양한 직종 - 경영/ 관리 직업 상황 등 에서도 소진이 일어난다고 했다. 신체증상도 포함.

3) MBI

Maslach Burn-out Measure[MBI]는 1980년대 초 개발된 번아웃에 대한 자기보고 측정치로 가장 널리 활용되고 있다.[2] MBI는 Maslach의 번아웃에 대한 정의에 기반을 두고 있다. 즉 정서적 고갈, 비인격화, 개인 성취감 감소 등에 대한 22개 항목에 대해서 점수를 매기도록 되어 있다. 앞에서 설명한 BM과 대조적으로 대부분의 MBI는 직장 상황을 평가하고 있다. 예를 들어, '나는 근무가 끝나면 기분이 좋다' 등이다. MBI는 1986년에 개정되었고 1996년에 제3차, 2017년 제4차 개정을 거쳐 지금에 이르고 있다. 특히 제3차 개정의 결과인 Maslach Burn-out Measure-General Survey[MBI-GS]는 직종에 관계없이 모든 종업원들에게 적용 가능하게 됨에 따라서 번아웃 연구에 활성화를 가져온 것으로 알려져 있다(〈그림 1-4〉 참조; Schaufeli et al., 2019). 제4차 개정에서는 의료진과 학생들을 대상으로 하는 설문지를 개발하였다(표 〈8-5〉 참조).

MBI는 초기에 서비스 분야에서 고객을 대하는 근로자(예: 환자, 고객 등)들을 대상으로 하였으나 최근에 연구대상별로 별도의 지표를 개발하여 제시하고 있다. 즉 Human Services Sur-

....

2) Shaufeli and Enzmann(1998)은 1998년 당시까지 발간된 연구논문 중 91%가 MBI를 활용했으며, Boudreau et al.(2015)도 2015년 당시까지 발간된 연구논문 중 88%가 MBI를 사용한 것으로 보고하고 있다. 하지만 Schaufeli al.(2019)는 번아웃 현상을 연구함에 있어서 어떤 한 지표에 의존하는 것은 바람직하지 않다는 의견을 피력하고 있다.

vey (MBI-HSS), Educators Survey (MBI-ES), General Survey(MBI-GS), Human Services Survey for Medical Personnel (MBI-HSS (MP)), General Survey for Students (MBI-GS (S)) 등이다. 먼저 번아웃 연구에 이정표가 되었던 MBI-GS는 직종이나 상황에 관계없이 설문지가 구성되고 있다(〈표 8-6〉 참조). 여기서 번아웃은 '직업적 가치에 대해서 냉소적이고 업무수행능력에 대해서 의구심을 갖는 탈진의 상태'로 정의된다. MBI-GS는 MBI-HSS 및 MBI-ES와는 대조적으로 피로의 원인으로서 다른 사람을 언급하는 질문 항목은 없다. 마찬가지로 냉소주의에 대한 질문도 일, 그 자체에 대한 것이지 직장에서 다른 사람과의 관계로 인한 냉소적 감정은 묻지 않는다. 마지막으로 직무적 효능감도 광의의 개념으로 측정하고 있다.

〈표 8-5〉 MBI 번아웃 리스트

번호	문항	전혀 없다	일년에 한두번 혹은 그 이하	한달에 한번 혹은 그 이하	한달에 몇번	일주일에 한번	일주일에 몇번	매일
1	나는 일 때문에 정신적으로 지쳐있다고 느낀다.							
2	나는 하루의 일과가 끝날 때면 녹초가 된다.							
3	나는 아침에 일어나서 오늘도 일을 나가야 한다는 생각을 하면 기운이 빠진다.							
4	나는 클라이언트의 감정을 쉽게 이해할 수 있다.							
5	내가 클라이언트를 비인격적으로 대하고 있다고 느낀다.							
6	사람들과 하루종일 일을 하는 것은 정말 힘든 일이다.							
7	나는 클라이언트의 문제를 매우 효과적으로 다룬다.							
8	나는 일 때문에 완전히 기진맥진한 상태에 있다고 느껴진다.							
9	직업을 통해 내가 다른 사람들의 삶에 긍정적인 영향을 주고 있다고 느낀다.							

10	이 직업을 선택한 이후로 나는 사람들에게 점점 더 무감각해졌다.							
11	직업으로 인해 내가 감정적으로 무더질까봐 걱정이다.							
12	내가 매우 활동적이라고 느낀다.							
13	나는 내 직업으로 인해 짜증스러움을 느낀다.							
14	나는 너무 열심히 일하고 있다고 느낀다.							
15	나는 클라이언트에게 무슨 일이 일어났는지에 대해 별 관심이 없다.							
16	사람들을 직접 대하면서 일한다는 것이 나에게는 매우 큰 스트레스가 된다.							
17	나는 클라이언트에게 편안한 분위기를 쉽게 조성할 수 있다.							
18	클라이언트와 친밀하게 일하고 나면 매우 흐뭇해진다.							
19	내 직업을 통해 가치있는 많은 일들을 성취해왔다.							
20	나는 내가 속수무책인 것처럼 느껴진다.							
21	일을 할 때 나는 감정적인 문제들을 매우 침착하게 다룬다.							

번아웃의 측정

| 22 | 나는 클라이언트들이 자기 문제로 나를 비난하고 있다고 느낀다. | | | | | | |

주: 점수는 전혀 없다 0점, 일 년에 한두 번 혹은 그 이하 1점, 한 달에 한두 번 혹은 그 이하 2점, 한 달에 몇 번 3점, 일주일에 한 번 4점, 일주일에 몇 번 5점, 매일 6점.

〈표 8-6〉 MBI-GS 번아웃 리스트

번호	문항	전혀 그렇지 않다	그렇지 않다	보통이다	그렇다	매우 그렇다
1	내가 맡은 일을 하는 데 있어서 정서적으로 지쳐있음을 느낀다.					
2	직장일을 마치고 퇴근 시에 완전히 지쳐 있음을 느낀다.					
3	아침에 일어나서 출근할 생각만 하면 피곤함을 느낀다.					
4	하루종일 일하는 것이 나를 긴장시킨다.					
5	내가 맡은 일을 수행하는 데 있어서 완전히 지쳐있다.					
6	현재 맡은 일을 시작한 이후로 직무에 대한 관심이 줄어들었다.					

7	내가 맡은 일을 하는 데 있어서 소극적이다.					
8	나의 직무의 기여도에 대해서 더욱 냉소적으로 되었다.					
9	나의 직무의 중요성이 의심스럽다.					
10	나는 직무상에서 발생하는 문제들을 효과적으로 해결할 수 있다.					
11	내가 현재 소속된 직장에 효과적인 기여를 하고 있다고 느낀다.					
12	내가 생각할 때, 나는 일을 잘한다.					
13	나는 직무상에서 무언가를 성취했을 때 기쁨을 느낀다.					
14	나는 현재의 직무에서 가치있는 많은 일들을 이루어왔다.					
15	직무상에서, 나는 일들을 효과적으로 처리하고 있다는 자신감을 가지고 있다.					

주: 점수는 전혀 그렇지 않다 1점, 별로 그렇지 않다 2점, 보통이다 3점, 다소 그렇다 4점, 매우 그렇다 5점.

4) OLBI

OLBI(Oldenburg Burn-out Inventory)는 MBI를 개선한 자가진단 측정기준이다(〈표 8-7〉 참조). OLBI는 Demerouti & Nachreiner(1998)에 의해서 처음 소개되었고 독일 직장인 집단을 대상으로 적용되었다. OLBI는 '소진'과 '직장으로부터의 물러남'이라는 두 개의 영역에 대해 19개 항목으로 구성되어 있다. 소진의 경우에는 신체적, 인지적, 정서적 측면으로 구성되어 있고, 직장으로부터의 물러남은 직무목표, 직무내용, 혹은 직무 전반에 대한 부정적 태도 등으로 구성되어 있다.

<표 8-7> OLBI 리스트

문항	전혀 그렇지 않다	별로 그렇지 않다	보통이다	다소 그렇다	매우 그렇다
1	나는 항상 내 일에서 새롭고 흥미로운 면들을 발견한다.				
2	어떤 날은 회사에 도착하기도 전에 피곤하다.				
3	나는 점점 더 자주 내 일에 대해 부정적으로 말하게 된다.				
4	퇴근 후 피로를 푸는 데 예전보다 더 많은 시간이 걸리는 것 같다.				
5	나는 업무 부담이 클 때에도 잘 견뎌낼 수 있다.				
6	최근에 나는 직장에서 아무 생각 없이 기계적으로 일하는 것 같다.				
7	나는 내 일이 유익한 도전거리라고 생각한다.				

8	나는 업무 중에 자주 정서적으로 지치는 것 같다.					
9	시간이 지나면 이 일에서 마음이 떠날 것 같다.					
10	나는 퇴근 후에도 여가활동을 할 만큼 힘이 있다.					
11	나는 종종 일 때문에 몸이 좋지 않다.					
12	나는 보통 퇴근 후에 몹시 지치고 피곤해진다.					
13	나는 지금 하는 일 말고는 다른 일을 하게 될 거라고 생각조차 해본 적 없다.					
14	나는 평소에 주어진 업무량을 잘 처리할 수 있다.					
15	나는 점점 내 직무에 빠져들고 있음을 느낀다.					
16	나는 평소에 원기왕성하게 일한다.					
17	현재 하는 일을 그만두어야겠다는 생각을 하고 있다.					
18	이직 기회가 주어진다면 나는 이 일을 떠날 것이다.					
19	나는 지금 다른 일자리를 적극적으로 찾아보고 있다.					

주: 점수는 전혀 그렇지 않다 1점, 별로 그렇지 않다 2점, 보통이다 3점, 다소 그렇다 4점, 매우 그렇다 5점.

자료: 나윤주 (2013).

5) CBI

CBI(Copenhagen Burn-out Inventory) 역시 MBI를 개선한 자가진단 측정 기준이다. CBI는 Kristensen et al.(2005)에 의해서 개발되었다 〈표 8-8〉 참조). CBI는 개인적 번아웃, 직무관련 번아웃, 고객관련 번아웃 등 3개 영역에 대해서 19개 항목으로 구성되어 있다. 구체적으로 개인적 번아웃의 경우는 "얼마나 빈번하게 피로감을 느낍니까?", "얼마나 빈번히 신체적으로 소진되었다고 느낍니까?", "얼마나 감정적으로 소진되었다고 느낍니까?" 등 6개 항목, 직무관련 번아웃은 "당신의 일은 감정적으로 소진되었습니까?", "당신은 당신의 일 때문에 소진감을 느낍니까?", "당신의 일이 당신을 좌절시킵니까?" 등 7개 항목, 고객관련 번아웃의 경우는 "당신은 고객과 함께 일하는 것이 어렵다고 생각합니까?", "고객과 일하는 것이 당신을 좌절시킵니까?", "고객과 함께 일하는 것이 당신의 에너지를 고갈시킵니까?" 등 6개 항목이다. 연구대상자들은 각각의 항목에 '항상'(100점), '종종'(75점), '보통'(50점), '가끔'(25점), '전혀'(0점) 등 5척도로 평가된다.

CBI는 덴마크의 번아웃 연구 프로젝트인 PUMA(Project on Burn-out, Motivation and Job Satisfaction; 샘플수 1914)를 통해서 그 타당성과 신뢰성이 입증되었다.

〈표 8-8〉 CBI 리스트

문항	전혀 그렇지 않다	별로 그렇지 않다	보통이다	종종 그렇다	항상 그렇다
1	귀하는 얼마나 자주 피곤하다 느낍니까?				
2	귀하는 일을 마칠 무렵에 기진맥진하다고 느낍니까?				
3	귀하는 얼마나 자주 육체적으로 지친다고 느낍니까?				
4	그날 하루 근무를 할 생각만으로도 지친다고 느낍니까?				
5	귀하는 얼마나 자주 정서적으로 지친다고 느낍니까?				
6	귀하는 근무하는 내내 피곤하다고 느낍니까?				
7	귀하는 얼마나 자주 '더 이상 버틸 수 없다'고 생각합니까?				
8	귀하는 얼마나 자주 기진맥진하다 느낍니까?				
9	귀하는 얼마나 자주 약해져서 병에 걸릴 것 같다고 느낍니까?				
10	귀하는 여가 시간에 가족이나 친구와 함께 하기에 충분한 에너지가 있습니까?				
11	고객을 상대하는 일로 피곤합니까?				

번아웃의 측정

12	귀하는 고객을 상대하는 일을 얼마나 더 계속할 수 있을까를 가끔 의심해 보곤 합니까?					
13	고객을 상대하는 일이 어렵습니까?					
14	고객을 상대하는 일이 귀하의 에너지를 빠져나가게 합니까?					
15	고객을 상대하는 일이 귀하를 좌절시킵니까?					
16	귀하가 하는 일은 귀하를 정서적으로 지치게 합니까?					
17	고객을 상대하는 일을 할 때 귀하는 얻는 것보다 더 많이 준다고 느낍니까?					
18	귀하가 하는 일은 귀하를 좌절시킵니까?					
19	귀하는 일로 인해 소진되었다고 느낍니까?					

측정기준 점수: 항상 그렇다: 100점, 종종 그렇다: 75점, 보통이다: 50점,
별로 그렇지 않다: 25점, 전혀 그렇지 않다: 0점

자료: 권미나 (2014).

6) BAT

BAT[Burn-out Assessment Test]는 네덜란드에서 번아웃 현상에 대해서 오랜 기간 동안 연구해온 윌머 샤우펠리[Wilmor Schaufeli] 교수가 가장 최근에 개발한 자가진단 측정기준이다(표 〈8-9〉). BAT 역시 널리 활용되는 MBI의 개념적, 기술적, 그리고 실무적 문제점들을 개선하고자 개발되었다.

Schaufeli et al.[2019]은 BAT의 기본 원칙으로 다음의 다

섯 가지를 언급하고 있다. 첫째는 연역적인 방법과 귀납적인 방법을 결합한다는 것이다. 즉 번아웃은 본질적으로 무능력 inability과 무의욕unwillingness이라는 이론적 측면과 번아웃의 핵심 증상과 부차적 증상 등 경험적 측면을 변증법적으로 활용하고 있다. 둘째는 최근의 현상을 반영한다는 것이다. Deligkaris et al.(2014)이 제시한 바와 같이 번아웃은 인지적 능력(예: 기억력, 집중력 등)의 감소를 수반하므로 이를 설문항목에 포함시키고 있다. 셋째는 설문항목을 보다 면밀하게 제시한다는 것이다. 이는 응답자들이 가능한 한 이해하기 쉽고 분명하며 짧게 만든 설문지에 잘 반영되어 있다. 넷째, 설문지를 통한 평가를 통해서 진단이 가능해야 한다는 것이다. BAT를 설명하는 매뉴얼(Schaufeli et al., 2019)에서는 평가결과를 녹색, 오렌지색, 빨간색으로 나누어 번아웃의 상태를 진단하도록 하고 있다. 녹색은 평가결과가 2.59 이하인 경우로 번아웃이 아닌 상태이고, 오렌지색은 2.59-3.02 사이로 번아웃에 노출될 위험이 있는 상태이며, 빨간색은 3.02 이상으로 번아웃에 빠진 상태이다. 마지막으로 다섯째는 번아웃을 일반적인 상황의 관점에서 평가하는 것이다. 이를 위해서 Schaufeli et al.(2019)은 직무관련 BAT와 별도로 직무라는 상황과 관련없이 일반적으로 활용힐 수 있는 BAT를 제안하고 있다.

〈표 8-9〉 BAT의 리스트(General Version)

	전혀	드물	가끔	종종	항상
소진					
1. 나는 정신적으로 소진되었다고 느낀다.					
2. 내가 하는 모든 일은 많은 노력이 필요하다.					
3. 하루의 일과를 끝내고 나서 나는 에너지를 회복하는 것이 어렵다고 생각한다.					
4. 직장에서 몸의 탈진상태를 느낀다.					
5. 아침에 일어날 때 새로운 하루를 시작할 에너지가 부족하다.					
6. 나는 적극적이기를 원하지만 그게 그렇게 쉽지 않다.					
7. 나는 뭔가를 추진하려고 하면 곧 피곤해진다.					
8. 하루의 일과를 끝낼 즈음에 나는 정신적으로 탈진되고 고갈되었다고 느낀다.					
정신적 거리감					
9. 나는 일할 때 열정을 찾아보려고 노력한다.					
10. 나는 내 직무를 벗어나고자 하는 마음이 강하다.					
11. 나는 내 직무에 대해서 무관심함을 느낀다.					
12. 나는 내 일이 다른 사람에게 의미하는 것에 대해서 냉소적이다.					
인지적 손상					
13. 나는 초점을 맞추는 데 문제가 있다.					
14. 나는 명확하게 생각하려고 노력한다.					

	전혀	드뭄	가끔	종종	항상
15. 나는 기억력이 약하고 산만하다.					
16. 나는 집중력의 문제를 가지고 있다.					
17. 나는 마음속에 다른 것들을 가지고 있기 때문에 실수를 한다.					
감정적인 손상					
18. 나는 내 감정을 통제할 수 없다.					
19. 나는 감정적으로 반응하는 과정에서 나 자신을 인식하지 못한다.					

주: 점수는 전혀 1점, 드뭄 2점, 가끔 3점, 종종 4점, 항상 5점.

자료: Schaufeli et al.(2019)

* 첨가항목

	전혀	드뭄	가끔	종종	항상
감정적인 손상					
20. 일이 안되면 짜증이 난다.					
21. 이유 없이 나도 모르게 속상하거나 슬퍼진다.					
22. 의도하지 않게 과잉 반응할 수 있다.					

Version 2.0 - July 2020

General version of the BAT(감정적 손상에 3개 추가됨)

7) 기타

　이상에서 소개한 번아웃 측정지표 이외에도 다양한 지표들이 제시되어 왔다. 이들을 열거하면, BBI(Bergen Burn-out Inventory; Salmela-aro et al., 2011), Spanish Burn-out Inventory(Gil-Monte & Foundez, 2011), GBQ(Granada Burn-out Questionnaire; De la Fuente, et al., 2013), BONKS(Burn-out-Neuratshenia Complaints Scale; Verbraak, et al., 2006), SM-BA(Shirom Melamed Burn-out Measure; Shirom & Melamed, 2006) 등이 있다. 이외에도 특정한 직업과 관련된 측정지표로서 의사에 대한 Physician Burn-out Questionnaire(Morenzo-Jimenez, et al., 2012)와 교사들에 대한 Teacher Burn-out Scale(Siedman & Zager, 1987)이 있다.

의학적 진단기준

3

번아웃 현상이 전 세계적으로 확산되면서 세계보건기구(WHO: World Health Organization)는 ICD−10(International Statistical Classification of Diseases and Related Health Problems-10)에서부터 번아웃을 의학적 측면에서 진단하기 시작하였다. ICD−10에서 신경쇠약neurasthenia은 다음과 같은 증상을 말한다.

- 미미한 정신적 노력 후에 소진의 느낌이 지속되고 고통이 있거나, 미미한 신체적 운동 후에 피로감이 지속되고 통증이 있다.
- 근육통, 현기증, 긴장으로 인한 두통, 수면장애, 긴장완화 불능, 분노 등 6가지 증상 중 적어도 하나에 해당된다.
- 환자의 증상이 휴식, 긴장완화, 또는 오락에 의해서 회복되지 않는다.

- 병의 증세가 최소한 3개월간 지속된다.
- 다른 질병에 대한 기준이 더 이상 적용되지 않는다.

   이상의 기준들은 사실 번아웃의 증상을 포함하지 않는다. 예를 들어, 직장에서의 역기능적 태도, 냉소주의, 성과저하 등의 언급이 없다. 따라서 직무라는 기준을 추가로 넣으면 번아웃에 대한 적절한 정의가 될 수 있다. 즉 번아웃은 직무관련 신경쇠약job-related nervous breakdown이라고 할 수 있다.

   하지만 ICD-10에서는 번아웃을 단순히 '신경쇠약'으로 다소 모호하게 기술하여 참고 및 진단에 제약이 있었다. 이에 WHO는 2019년 5월 28일 ICD 11차 개정판(ICD-11)에서 번아웃을 병 혹은 건강문제로 보지 않고 하나의 '직업현상occupational phenomenon'으로 정의하였다. WHO는 번아웃을 '만성적 직장 스트레스로부터 초래되는, 하지만 관리하기 어려운 개념화된 신드롬'으로 정의하고 그 특징으로 다음 세 가지 요소를 들고 있다.

- 에너지의 고갈 혹은 소진의 느낌
- 직무로부터 정신적으로 물러남 혹은 직무와 관련된 소극주의 및 냉소주의
- 전문가적 존중감의 감소

   이번 ICD-11에서는 번아웃을 직무와 관련해서만 정의하고

다른 영역으로 확대시키지 않았다는 점에서 특징적이다.

번아웃의
대응전략

이 장에서는 번아웃에 대한 대응전략을 개인적 차원, 개인 간 차원, 조직 차원에서 각각 제시한다.

번아웃은 처음부터 학문적으로 접근된 것이 아니라 사회문제로 크게 부각되면서 다루어졌기 때문에 현실적으로 번아웃을 이기고 치료하는 다양한 방안들이 고안되어 왔다. 최근에도 인터넷을 검색해 보면 번아웃에 나름대로 대처하는 방안들을 어렵지 않게 찾아볼 수 있다. 이 장에서는 번아웃에 대처하는 다양한 방안들을 제시하고자 한다.

지금까지 우리는 번아웃 현상을 개인적 차원, 개인 간 차원, 조직 차원으로 구분하여 설명해 왔다. 이와 마찬가지로 번아웃의 대처방안도 개인적 차원, 개인 간 차원, 조직 차원에서 각각 제시하고자 한다(DeFrank & Cooper, 1987). 개인적 차원의 대처방안은 개인이 스트레스 관리방법을 습득함으로써 번아웃을 예방하는 방안이다. 개인 간 차원(혹은 개인과 조직의 인터페이스 차원)의 대처방안은 조직에 속한 개인들에게 특정한 직무스트레스에 저항하는 능력을 길러줌으로써 번아웃을 예방하고 치료하는 것이다. 조직 차원의 대처방안은 직무환경의 변화를 통해서 번아웃의 가능성을 줄임으로써 궁극적으로 조직의 생산성을 향상시키는 것이다.

번아웃은 만성적 스트레스에 따라 형성되는 감정적 탈진이기 때문에, 조기에 발견하여 이를 예방하는 것이 우선적이며, 확진이 되면 빨리 치료하는 것이 중요하다. 물론 중증으로 발전하게 되면 재활방안도 강구해야 한다.

1 개인적 차원의 대응전략

번아웃에 대한 개인적 차원의 대처방안은 임상심리학이나 보건심리학 분야에서 오랜기간 동안 잘 정립되어 왔다. 이 방안들은 특별히 번아웃에 국한하여 대응하는 것이 아니라 일반적으로 스트레스를 관리하는 방안들이다.

1) 진단

① 자가 모니터링

자가 모니터링self-monitering은 자기 스스로 관찰을 통해 번아웃에 대한 증상과 신호를 알아보는 방안이다. 예를 들어, "어떤 특정 모임에 가기 전에는 항상 두통이 온다"라든가, "특정한 어떤 일을 한 후에는 항상 극도로 피로감을 느낀다"라는 식의 관찰이다. Maslach(1982)은 자기 모니터링과 관련하여 스트레스 일기장stress-diary을 쓸 것을 권장하고 있다. 〈표 9-1〉의 예시에서 보는 것처럼 스트레스 일기장은 특정한 증상에 대한 상황과 빈도에 대한 정보를 줄 뿐만 아니라 이에 대한 생각이나 느낌, 간단한 대처방안 등에 대해서 알 수 있다. 일기장은 지속적으로 쓰는 것이 중요하다.

〈표 9-1〉 스트레스 관리 일기장(예시)

신체적 증상은?	시간대는?	어디서, 누구와, 무엇을 하다가?	생각이나 느낌은?	내가 한 일은?
두통 목에서 근육경련	오후 2시	시어머니와 마트에서 쇼핑을 하다가	좌절과 분노	진한 커피를 마심

② 자가진단

제8장에서 소개한 설문지를 통한 자가진단도 하나의 좋은 방법이다. 자기평가를 돕는 많은 설문지들이 있지만 설문결과를 통해서 자신의 상태를 인식하는 정도에 그칠 뿐이다(〈표 8-1〉, 〈표 8-2〉, 〈표 8-3〉, 〈표 8-4〉 참조). 평가결과의 타당성과 신뢰성을 가

지고 있는 대표적인 설문지는 MBI로 다른 평가그룹들과 비교를 통해서 객관적으로 평가할 수 있다.

참고로 우리나라 직장인들의 번아웃 자가진단 실태를 보면, 〈그림 9-1〉에서 보는 바와 같이 매우 높게 나타나고 있다. 그림에서 보는 바와 같이 "일에 지쳐 업무를 열심히 해야겠다는 생각보다 빨리 끝내고 싶다는 생각이 든다"가 70.4%로 매우 높고, "일 마치고 퇴근할 무렵에는 완전 소모된 느낌이 든다"가 57.6%, "업무로 인해 완전히 탈진됐다고 느낀다"가 43.1%, 그리고 "업무로 인해 정서적으로 메말라감을 느낀다"가 59.1%를 기록하고 있다.

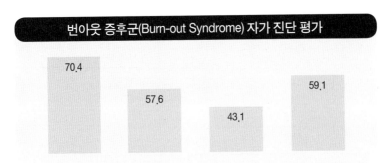

번아웃 증후군(Burn-out Syndrome) 자가 진단 평가

70.4= 일에 지쳐 업무를 열심히 해야겠다는 생각보다 빨리 끝내고 싶다는 생각이 든다
57.6= 일을 마치고 퇴근할 무렵 완전히 소모된 느낌이다
43.1= 업무로 인해 완전히 탈진됐다고 느낀다
59.1= 업무로 인해 정서적으로 메말라감을 느낀다

Base:전체 / N=1,000명/ 단위: 동의율 %)

자료: 마크로밀 엠브레인(2016)

〈그림 9-1〉 우리나라 직장인들의 번아웃 자가진단 실태

2) 예방

① 스트레스 관리

스트레스가 누적되어 지속되면 번아웃으로 진행된다. 따라서 일상생활에서의 스트레스 관리는 번아웃을 예방하는 첫 번째 단추이다. 스트레스 관리하는 방법이나 정보는 신문, 방송, 영화, 강의, 서적 등에서 쉽게 찾아볼 수 있으며 최근에는 인터넷을 검색해 보면 많은 정보를 얻을 수 있다. 이러한 정보는 스트레스의 원인과 증상뿐만 아니라 처방이나 치료에 대한 내용도 포함한다. 구체적으로 긴장완화, 식생활, 운동, 마음관리, 대인관계 등 각종 방법들이 망라되어 소개되고 있다. 따라서 이러한 정보들을 잘 활용하면 번아웃을 사전에 예방할 수 있다.

여기서 한 가지 조심해야 할 것은 '의대생 신드롬medical students-syndrome'에 빠지지 말아야 한다는 것이다. 의대생들이 강의에서 들은 내용을 자신에게 적용하여 혹시 "내가 병에 걸리지 않았나?" 하고 걱정하듯이 여기저기서 얻은 정보를 가지고 "혹시 내가 번아웃에 빠지지 않았나?"라고 생각하는 경향이 있다는 것이다. 따라서 번아웃의 증상 등 부정적인 측면과 대응전략 및 자원 등 긍정적인 측면을 동시에 고려하여 균형감 있게 정보를 활용하는 것이 필요하다.

② 신체적 운동

"신체가 건강해야 마음도 건강하다"라는 말이 있듯이 건강한 신체를 유지하는 것은 번아웃을 예방하는 방법이다. 즉 건강한 생활을 유지하는 것이다. 건강한 생활에는 주기적 운동, 균형 잡힌 식생활, 체중조절, 금연, 충분한 수면, 적절한 휴식 등이 포함된다.

일반적으로 조깅, 자전거 타기, 달리기 등 유산소 운동이 효과가 있다고 한다. 특히 운동은 일주일에 3회 내지 4회가 좋고, 한번 할 때 최대운동량의 50-60%에서 30-40분 정도 운동하는 것이 효과적이라고 한다.

③ 마음의 관리(마음 다스리기)

인간은 물건이나 현상 그 자체에 의해서 영향을 받기보다는 물건이나 현상에 대한 생각에 의해서 지배된다. 즉 사람들은 환경에 대해서 직접 반응한다기보다는 환경에 대한 나름대로의 해석을 통해서 반응한다. 구체적으로 분노, 좌절, 공포, 우울, 걱정 등 감정적 반응들은 상황에 의해서 유발되는 것이 아니라 상황과 관련되어 인지하는 의미 혹은 내용에 의해서 유발된다. 따라서 번아웃을 예방하기 위해서는 마음의 관리 혹은 '마음챙김'mindfulness이 중요하다. 예를 들어, "너무 기대가 높다"는 것은 하나의 인지적 의미로서 번아웃의 중요한 요인이다. 따라서 기대를 적정 수준으로 조정하는 마음의 관리가 필요하다. 다음은 감정노동에 종사하는 사람들의 경우 번아웃을 가져올 수 있는 비이성적 혹은 잘못된 생각들을 열거한 것이다 (Brodsky, 1980).

- 돌봄에 종사하는 전문직업인들은 항상 사랑받아야 하고 모든 고객으로부터 감사의 말을 들어야 한다는 생각
- 직장 상사로부터 항상 칭찬을 들어야 한다는 생각
- 어떤 일을 할 때 능력이 있어야 하고 또한 성공해야 한다는 생각
- 나의 생각과 방법에 대해서 반대하는 사람은 나쁘고 사악하며, 적으로서 경멸되고 멸시되어야 한다는 생각
- 고객의 문제나 실패담을 들을 때 항상 당황해야 한다는 생각
- 고객이나 회사가 원하는 방식으로 일이 돌아가지 않는 상황을 끔찍하다거나 큰 재앙이라고 여기는 생각
- 불행의 원천은 고객이나 회사라는 생각
- 고객이나 회사가 문제를 해결하거나 올바르게 행동하기 전까지는 자신에게는 책임이 없다는 생각
- 인간의 문제를 해결하는 옳고 정확하고 완전한 해결책이 있으며 그 해결책을 찾지 못하면 세상이 무너진다는 생각
- 고객에게 위험하고 공포스러운 일이 일어나서, 나는 그것에 관심을 가지게 되고 계속 그 문제에 묶여있어야 한다는 생각

아마도 이러한 생각들은 번아웃을 가져오는 중요한 요인이 될 것이다. 예를 들어, "인간의 문제를 해결하는 옳고 정확하고 완전한 해결책이 있으며 그 해결책을 찾지 못하면 세상이 무너진다는 생각"은 완벽주의로서 개인적 특성면에서 번아웃의 원인이 된다. 완벽주의를 완화하기 위해서는 모호성 혹은 불확실성을 받아들여야 한다. 이는 완벽주의인 사람에게는 절대 허용되지 않는 것이지만 모호한 상태에서 불확실성과 함께 살 수 있고, 그것을 즐기기까지 할 수 있다면 번아웃의 가능성은 크게 줄어들 것이다.

마음의 관리와 관련하여 하나의 기법을 소개하면, 좀 오래 전 것이기는 하지만 Ellis(1962)의 RET(Rational Emotive Therapy)가 있다. 이 기법의 전제는 잘못된 생각이나 믿음이 번아웃 혹은 스트레스를 초래하기 때문에 이러한 마음을 재정립하면 번아웃 혹은 스트레스가 해결된다는 것이다. RET는 A-B-C-D-E 기법이라고도 한다.

- A(Activating experience-경험의 활성화): 사건의 발생
- B(Belief-신념): 발생한 사건에 대한 비합리적 신념
- C(Consequence-결과): 신념이 야기하는 정서적 또는 행동적 결과
- D(Disputing-논박하기): 비합리적 신념들을 극복하는 데 사용되는 질문기법
- E(Effect-효과): 개인으로 하여금 보다 합리적이고 건설적으

로 사고할 수 있도록 돕는 새로운 철학을 획득하게 되는 것

이 기법을 결혼한 한 남성을 상담 중인 상담사의 예를 들어, 제시하면 다음과 같다.

A(경험의 활성화): 상담하고 있는 남성이 배우자를 다시 폭행하기 시작함.

B(신념): '그건 내 잘못이다. 만일 내가 좀 더 좋은 상담사였다면 내담자는 자신의 배우자를 폭행하지 않았을 것이다. 내가 그를 멈추게 하지 않는다면 상담사로서의 나의 능력은 의심받게 될 것이다.'

C(결과): 상담사는 그 남성 내담자 사례에 대해 걱정하느라 불면증에 시달리고 기력이 저하됨.

D(논박하기): '상대방으로 하여금 내가 원하지 않는 것을 멈추게 만들 힘이 나에게 있다고 생각하게 만드는 것은 무엇인가? 어째서 나쁜 일이 일어나는 것을 내가 예방할 수 있어야만 하는가? 어째서 단 하나의 문제 상황이 나를 나쁜 상담사로 만드는가? 그리고 어째서 나쁜 일을 하는 것이 이 남자 내담자를 나쁜 사람으로 만드는가?'

E(효과): '내가 이 세상에서 제일 유능한 상담사였다 할지라도 이 남자 내담자가 자신의 배우자를 폭행하는 것을 멈출 수 있으리라는 보장은 없을 것이다. 그의 그러한 행동 배후에는 나뿐만 아니라 다른 여러 영향 요인들이 있었을 것이다. 그는 지금 좋지 않은 일을 하고 있지만, 그렇다고 해서 그가 늘 그러지는 않을 것이다. 그는 실수를 했지, 나쁜 사람은 아니다. 하지만 그가 지금 나쁜 행동을 하고 있기 때문에, 내 역량의 한도 내에서 그를 멈추게 할 수 있는 합리적인 개입을 수행할 의무가 내게 있다.'

④ 긴장완화Relaxation

번아웃은 각성arousal의 수준이 매우 높은 상태이기 때문에 번아웃에 빠진 사람은 긴장을 완화시키는 일이 쉽지 않다. 긴장을 완화시키지 못하면 고갈 혹은 소진의 악순환의 고리가 시작된다. 피곤하다고 느끼지만 긴장을 완화시키지 못하면 더 피곤해지고, 그래서 더 긴장 완화가 더 어려워진다. 결국 사람의 자원이 고갈되면서 번아웃된다. 어떤 사람은 긴장을 완화시키기 위해서 업무에서 여가생활로 직행하기도 한다. 하지만 부작용이 날 수도 있다. 예를 들어, 긴장완화의 수단으로 골프에 집중한다고 하면 골프칠 때 목표점수를 놓고 또 다른 긴장 속에 빠질 수 있기 때문이다. 다음은 긴장 완화를 위한 구체적인 방법들이다.

- **명상**: 명상에는 네 가지 필수 요소들이 있다. 첫째, 조용한 장소에서 해야 한다. 둘째, 편안한 자세여야 한다. 셋째, 반복해서 되풀이하고 곱씹는 대상, 소리, 또는 생각(화두, 묵상), 예를 들어, '만트라'(기도, 명상 시 외는 주문)와 같은 것이 있어야 한다. 마지막으로 수동적인 태도가 요구된다. 명상적 접근으로는 요가, 초월적 명상, 유도된 심상, 자기최면, 자기암시 등이 있다.

- **심호흡**: 심호흡은 가장 간단하면서도 유용한 기법이다. 스트레스 반응과 연관이 있는 얕은 호흡을 피하고 복식호흡을 하는 것이 핵심이다.

- **근육긴장 완화**: 점진적 근육긴장 완화progressive muscle relaxation 기법이 가장 잘 알려져 있는 기법에 해당한다. 이는 열다섯 개의 서로 다른 근육 조직 각각을 따로 수축시켰다가 점차 완화시키는 것이다. 이 프로그램 훈련은 6-10회를 요구하지만, 스트레스 일정이 있기 직전이나 휴식 시간에 할 수 있는 '즉각적 근육 완화 운동'도 있다.

- **생체자기제어**biofeedback: 바이오 피드백은 장치를 사용하여 개인에게 그의 내적 생물학적 활동들을 시각적 또는 청각적 신호들을 통해 드러냄으로써 쉽게 알아차려지지 않는

신체 활동들을 제어하는 방법을 가르치는 기법이다. 일반적으로 이러한 활동들에는 심박과 같은 심근 활동, 근육 수축, 그리고 뇌파 활동 등이 포함된다. 생체자기제어는 한때 만병통치약으로 여겨졌으나, 현재는 긴장성 두통, 편두통, 스트레스 관련 고혈압과 같은 특정한 문제들에 효과적인 것으로 알려져 있다.

● **산책**: 산책은 스트레스 및 우울감을 감소시키는 호르몬에 해당하는 엔돌핀을 증진시키는 효과가 있다. 심리학 연구자들은 단 10분간의 산책만으로도 45분의 운동 효과를 볼 수 있다고 밝힌다.

● **스마트폰과의 거리 두기**: 현대인은 스마트폰 없이 살 수 없을 정도가 되었다. 스마트폰을 통해 끊임없이 문자와 메일, 밴드, 카톡, SNS 등으로 정신이 없다. 직장에서뿐만 아니라 집에서도, 그리고 직장과 집 사이에서도 스마트폰을 본다. 밥 먹을 때도 보고 자기 전에도 본다. 무의식적으로 문자와 메일을 확인하고 누군가와 소통한다. 긴장의 연속이다. 따라서 스마트폰과 잠시 떨어져서 생각하는 시간이 필요하다. 정해진 시간에 규칙적으로 이메일과 메시지를 확인하고, 주말이나 휴일에 산책갈 때 한 번쯤 스마트폰을 집에 두고 가거나 직장에서 집중해서 일할 때

스마트폰을 멀리 두는 것도 좋은 방법이다. 처음에는 꽤 힘들고 궁금하겠지만 현대인의 긴장완화에 이것만큼 좋은 방법은 없을 것이다.

⑤ 종교생활

종교생활은 앞에서 제시한 마음의 관리, 마음챙김, 긴장완화 등 다양한 기능을 제공하기 때문에 번아웃을 예방하는 데 매우 효과적이다. 이와 관련된 연구결과들을 보면, 높은 힘 혹은 신적인 존재를 믿는 사람은 그렇지 않은 사람보다 시련을 더 잘 극복할 수 있다고 한다. 특히 가정사역을 통한 영적 성장과 안녕이 의료종사자들에게 당면 문제에 대해 적절히 대처하고, 치유를 효과적으로 수행할 수 있도록 도움을 줄 수 있다고 보고 있다. 예를 들어, 국내의 한 연구는 영성과 간호대 학생들의 임상실습 스트레스가 유의한 부(−)의 상관관계가 있는 것으로 보고하고 있다(홍성실 외, 2013). 이는 간호대 학생들의 임상실습 스트레스를 감소시키기 위해서는 영성 증진을 위한 교육 프로그램 개발과 이를 효과적으로 교육과정에 접목시킬 수 있는 방안 구축의 필요성을 말해주는 것이다.

치과의사로서 필자는 스트레스와 번아웃 현상에 슬기롭게 대처하는 의료종사자들의 경험을 통해서 확인할 수 있었다. 여러 가지와 균형을 이루며 종교활동을 하는 의사들의 경우 영적 성숙과 영적 안녕의 수준이 상대적으로 높았으며, 특징적으로 스트레스와 번아웃의 정도가 낮은 것으로 분석되었다(이명호, 2015).

사례 ··
스트레스와 번아웃의 대처방안 — 의사의 경우

　이 사례는 의사들을 대상으로 한 필자의 연구결과(이명호, 2015) 중 일부이다. 연구개요 및 방법은 제2장 번아웃의 증상에서 이미 설명하였기 때문에 생략하고 연구결과만 소개하고자 한다.

　이 연구에 구체적으로 확인된 요인은 자기효능감, 일, 관계, 종교를 통한 의사들의 개인적 영성의 변화였다. 인터뷰 결과 영적 안녕과 영적 성숙을 높게 경험하고 있다고 응답한 의사들의 경우, 상대적으로 번아웃 현상과 스트레스에 대한 경험이 적은 것으로 확인되었다. 즉, 가정사역에 동참한 의사들이 획득하게 된 영성, 영적 성숙과 영적 안녕의 정도가 의사들의 스트레스와 번아웃에 대한 인식의 차이를 가져다 주었다는 것을 말한다.

　다음은 연구과정을 통해 나타난 결과를 정리한 것이다.

1) 스트레스 - 생리적 감소

자신과 직원을 생각하며 화가 날 때는 호흡을 조절하고 자기성찰을 한다고 진술한 의료종사자도 있었다.

> "직원 때문에 머리가 아프면 화가 나도 가끔 호흡을 조절하고 내 자신을 객관적으로 봅니다."
> "운동으로 땀을 흘리면 혈압과 당뇨가 내려간다."

2) 스트레스 - 심리적 감소

먼저 걱정으로 인한 두통을 모든 일이 잘될 거라는 긍정적 믿음을 가지고 그냥 참는다는 의료인이 있었고, 운동을 통해 그리고 술과 담배를 줄여서 건강을 찾고자 노력한 의료인도 있었다. 하루 동안 화를 내지 않고 진료를 마치면 자신이 대견하다고 느끼며 감정조절에 노력하는 의료인도 있었다. 나, 타인, 일에 대한 생각 측면에서는 자신의 내면을 바라볼 시간이 부족하긴 하지만 만남을 통해 타인과 자신, 일에 대하여 생각해본다는 진술도 있었고, 관계에 대한 긍정적인 생각과 행동 측면에서는 직원에게 화를 내고 후회하지 않기 위해 직원의 좋은 면만을 보려 노력한다는 진술도 있었다. 마지막으로, 가족과 나, 그리고 일과의 긴밀한 관계를 생각한다고 진술하였다.

> "앞날을 생각하면 눈도 아프고 머리도 아프지만 더 좋아지겠지 하며 참는다."
> "자신을 위하여 운동할 때 몸무게가 빠졌다."

번아웃의 대응전략

"담배를 끊어서 가래와 냄새가 없다."

"음주량이 줄어서 속이 편안하다."

"하루를 화내지 않고 진료를 마치면 자신이 대견하다."

"자신의 내면을 볼 시간이 없었는데 만남을 통하여 자신과 타인 그리고 일에 대하여 다시 생각한다."

"할 수 있는 일은 최선을 다했고 지금까지 해결이 다 잘 됐어요."

"시간의 흐름 속에 과거와 현재와 미래를 보려 한다."

"직원의 예쁜 면만 보아야겠다고 생각한다."

"직원에게 뭐라고 하고 나서 원장실 가서 후회를 한다."

"가족과 나, 일과 관계를 생각한다."

3) 스트레스 - 행동적 감소

가족에 대한 생각과 일에 대한 저항감 없는 적극성과 성취감 측면을 살펴보았더니 가족에 대해 혼자 스스로 생각도 많이 하고, 부인과도 대화를 많이 한다는 의료인도 있었고, 일에 대해서는 불안감을 없애고 새로운 도전에 적극적인 즐거움을 찾으려 하며, 새로이 주어지는 일에 대해서는 관심만 있다면 얼마든지 도전할 수 있고 잘 할 수 있을 것이라는 의료인도 있었다. 그래서 여가활동이나 문화활동으로 스트레스 해소에 적극적이고 긍정적으로 대처하며 인생이 하루하루가 소중하게 느껴진다는 진술도 있었고, 나이 들어가면서 '아옹다옹'하는 것이 덧없게 느껴진다고 말한 의료인도 있었다. 그래서 여러 상황을 유연하게 받아들이고 일에 대한 책임감이 커지고 몰입과 성취감이 커졌다고 느끼는 의료인도 있었다.

"스스로 생각도 많이 하고, 와이프랑도 이야기를 많이 하면서 많이 바뀌었어요."

"나한테 주어지고 내가 관심이 있다면 얼마든지 도전해보고 잘할 수 있을 거라고 생각하고 있습니다."

"지금도 뭘 할 수 있다는 생각이 들어요."

"인생이 하루하루가 소중한 거예요."

"불안감이나 강박관념은 없어요. 하루하루 즐겁게 살아가려고 해요. 허투루 보내는 게 싫어요."

"나이가 들어가면서 아웅다웅하는 게 참 덧없다고 느껴요."

"병원 외적으로 다른 쪽으로 돌파구도 있고… 운동 같은 거 하면서."

"드럼을 친다거나 골프를 친다거나… 새로운 걸 하고 싶다면 이런 걸 하고 싶지."

"보약 대신 어떻게 하면 운동을 좀 더 건강하게 재미있게 할 수 있을까? 환자한테 어떻게 잘할 수 있을까? 삶의 질에 대해 많이 생각하게 되죠."

"운동을 해서 땀으로 스트레스 해소를 하고 있어요."

"지금은 다행히 몇 년 전부터는 공부(운동, 몸, bio mechanics)로 돌려서 도서관으로 돌렸는데."

"시계는 거의 안 봐요. 저도 모르는 사이에 시간이 가죠."

"새로운 것을 받아들이고 유연성 있게 살아갔음 합니다."

"출근에 저항감이 있지만 나를 기다리는 환자와 직원을 생각한다."

번아웃의 대응전략

적극적이고 긍정적인 활동을 위해 병원 외적인 골프, 드럼연주 등 새로운 활동을 통해 에너지를 얻는다는 진술이 있었다. 보약을 먹던 한의사는 운동으로 좀 더 건강하고 재미있게 보낼 수 있고, 환자를 대하는 것도 더욱 좋아졌다고 말했다. 삶의 질에 대해 생각도 많이 하게 된다는 의료인도 있었다. 가족에 대해서는 특히 부인의 마음을 이해하고 많은 대화로 갈등이 별로 없다는 진술도 있었다. 그리고 항상 직원보다 병원에 먼저 출근하고 다음날 원위치로 되돌아갈 수 있게 정신적인 무장을 자주 갖추고 있다는 내용과 기존의 것을 새롭게 하려하는 생각이 업무에 활기를 준다고 진술하였다. 책임감 측면에서는 다른 누구에게 탓을 돌리지 않고 자신에게 책임을 부여한다는 내용의 진술이 있었다. 경제적 보상에 대한 긍정적인 생각으로 계획을 세우되, 가늘고 길게 가는 여유를 가지려는 의료인이 있었다. 그리고 변화에 능동적이고 감정을 절제하는 내용으로, 변화를 자연스럽게 여기고 여유를 갖는 감정조절을 하여 의도적으로 표정관리를 한다는 진술도 있었다.

> "와이프와의 갈등은 별로 없어요."
> "와이프가 많은 일을 한다고 생각한다."
> "다음날 또 원위치로 갈 수 있게끔 정신적인 무장을 자꾸 갖추고 있죠."
> "아침에 출근해야 되니깐 6시 반에 일어나서 출근하고, 항상 병원에 먼저가 있어요."
> "저항성은 없어요."
> "아침에 일어나기 싫어서 가기 싫다거나, 그런 생각은 가져본 적 없어요."
> "기존에 해왔던 것을 새롭게… 그 생각을 많이 하는 거죠."
> "무슨 일을 할 것인가 생각하면 스트레스가 풀리는 것 같아 먼저 출근해서

직원을 맞이하고 기존의 것을 새롭게 하려는 긍정적 생각으로 정신을 재무장해요."

"누구에게 탓을 하진 않아요."

"경제적으로 보상을 못 받았다는 거에 대한 스트레스보다도 차라리 웃고 날리는 게 이득이 된다고 생각해요."

"스스로 생각할 때는 긍정적이고 낙천적이에요."

"지금은 계획을 세워서 가늘고 길게 하자. 여유를 가지자 그런 거죠. 많이 바뀌었죠."

"내가 변하는 것에 대해서 자연스럽다고 생각해요."

"지금은 조금 더 감정절제가 되죠. 약간 의도적으로 표정관리가 들어갈 때가 있어요."

5) 번아웃 감소 - 비인격화 감소

환자와 친밀감을 쌓고 정성을 다한다는 생각으로 환자를 약자로 여기고 정성으로 이해하려 하고 집중해서 충분히 이야기를 듣고 하나하나 짚어주고 설명해준다는 진술이 있었다. 또, 환자들과 의료 외적인 이야기를 주고받으며 인간관계를 소중한 재산으로 여긴다는 의료인도 있었다. 직원에 대한 이해와 좋은 관계에 관해서는 직원들을 더 좋게 생각하고 이해한다는 내용으로 한 의료인은 직원들이 자신보다 스트레스를 더 많이 받을 것이라고 진술했다.

"환자는 약자라고 생각하고 정성을 다한다."

"주로 환자들과 의료 외적인 이야기를 많이 해요. 이것이 인간관계상 재산이라고 생각하거든요."

"환자에게 정성껏 충분히 이야기를 하는 편이에요."

"환자 말을 먼저 듣고 하죠. 듣고 하나하나 짚어주고 설명하죠."

"집중해서 다 들어주죠."

"돌이켜보면 웃겨요. 웃고 넘겨요 지금은…"

"환자에게 실망할 때도 있지만, 이해해요."

"환자들이 오죽하면… 이런 생각을 많이 해요. 환자들을 많이 이해하는 편이에요."

"스트레스 부분은 나보다 직원들이 더 많이 받을 거예요."

6) 번아웃 감소 - 개인성취감 상승

먼저, 좋은 관계 측면에서는 가족과 환자에게 좋은 사람이 되고 싶다는 내용으로, 아이들에게 좋은 아버지가 되고 아내에게 좋은 남편이 되고 환자에게는 좋은 의사가 되고 싶다는 진술이 있었다. 그리고 예전보다 환자를 진료함에 있어 더욱 익숙해지고 능숙해진 느낌이 들고 일에 대한 자부심과 성취감, 결과에 대한 만족감 그리고 일을 할 수 있는 것이 행복하다고 느낀다는 진술이 있었고, 자신의 일을 천직으로 생각한다는 의료인도 있었다. 한 가지를 잘하기보다는 특별히 모나지 않게 전반적으로 잘하려 한다는 진술도 있었고 긴장을 하되 여유를 가지면서 진료한다는 의료인도 있었다.

"이름을 남기고 싶기보다는 아이들에게 더 좋은 아버지, 환자에게 더 좋은 의사가 되고 싶어요. 또 와이프에게는 더 좋은 남자라던가…"

"과거보다는 환자들 보는 게 더 익숙해지고 능숙해졌죠."

"일을 천직으로 생각한다."

"일 할 수 있다는 게 행복해요."

"(지금 하고 있는 일에) 자부심을 느껴요."

"일 부분에 있어서는 무조건 할 수 있다고 생각해요."

"어떤 결과물이 나오기 때문에 굉장히 내 직업에 만족을 하는 스타일이에요."

"현재 나의 위치가 정상은 아니더라도 평균보다 위라고 생각해요."

"하나를 잘하기보다는 특별히 모나지 않게 잘하자."

"긴장을 하되 여유를 가지면서 진료하는 거죠."

번아웃의 대응전략

2
개인 간 차원의
대응전략

    번아웃은 일과 관련된 현상이므로 조직(주로 회사)과 관련되지 않을 수 없다. 이 절에서는 개인과 개인 또 조직 간 접점에서 발생할 수 있는 번아웃에 대처하기 위한 방안들을 진단–〉 예방–〉 치료–〉 재활의 순서대로 제시한다.

1) 진단

    종업원들에 대한 개인적 심리검사를 통해서 그들이 번아웃에 노출되어 있는지를 평가할 수 있다. 개인적 검사의 대표적인 방법으로는 OSI^{Occupational Stress Indicator}를 들 수 있다. 개인적 검사는 종업원들에게 같은 직업군이나 조직에서 자신이 얼마나 번아웃되었는지를 알려주고 번아웃의 원천 및 대처방안에 대해서도 정보를 제공한다. 독일의 경우에는 종업원들이

OHSSOccupational Health and Safety Service가 수행하는 개인적 검사를 받
도록 법으로 규정하고 있다.

2) 예방

① 시간관리

일반적으로 번아웃에 노출될 위험이 큰 종업원들은 적은 시
간에 비해서 너무 많은 일이 앞에 놓여 있다고 느낀다. 그들은
시간적 압박을 경험하고 적정한 수준에서 그들의 핵심목표를
달성할 수 없다. 이것은 개인적인 문제가 아니라 조직 내의 구
조적인 문제일 수 있다. 따라서 개별 종업원들은 그들 각각의
시간을 효율적으로 사용해야 하는 대처방안을 마련해야 한다.

조직 내에서 개별 종업원들의 시간관리를 잘하기 위해서는
다음 세 가지 영역에서 조치가 되어야 한다.

- 종업원의 직무에 대한 책임, 의무 및 권한이 분명하게 규
  정되어야 한다. 그래야만 종업원은 시간의 실제 배분량이
  자신의 책임과 권한과 일치되는지를 알 수 있다.
- 직장에서 일의 우선순위뿐만 아니라 자신의 일과 지위 외
  에서의 필요와 포부를 가지게 해야 한다.
- 방문객, 외부전화, 회의 등으로 시간을 뺏기는 상황을 분명

히 할 필요가 있다. 만약 종업원들이 시간을 아끼고(예: 속독),
통제하며(예: 현실적 계획 수립), 확보한다면(예: 효과적인 위임), 이에
상응하는 보상도 해 주어야 한다.

구체적인 시간관리의 예로서 "무조건 열심히 일하는 것보다
머리를 써서 일한다", "잠시 휴식을 취하자" 등을 들 수 있다.
Higgins(1986)는 실제로도 시간관리가 번아웃을 감소시키는 데
핵심적인 대처방안이 되고 있음을 밝히고 있다.

② 대인관계 기법 훈련

대부분의 직무에서는 전문적인 기술이 대인관계기법보다 더
중요하게 여겨져 왔다. 휴먼서비스 분야에서 대인관계기법은
당연한 것으로 보고 전문가 특유의 자산으로 간주하지 않았다.
그러나 제5장에서 본 바와 같이 고객, 동료, 상사 등과의 관계
가 미숙하면 번아웃으로 진행될 수 있다.

대인관계기법의 예로는 "일을 시작하고 중지하고 유지하는
방법", "다양한 사람들을 다루는 방법", "별 흥미롭지 않은 주
제에 대해서 말하는 법" 등이 있다. 또한 고객들의 요구가 커
져왔기 때문에 종업원들은 좀 더 공격적인 자세로 이에 대응해
야 한다. 따라서 종업원들은 고객과의 접촉에서 분노를 조절하
고 적대감을 나타내지 않는 방법들을 배울 필요가 있다. 특히
간호사들의 경우 이른바 '나이팅게일 신드롬Nightingale Syndrome'으

로 불리는 자기희생 현상을 보이기 쉬운데 환자들에게 단호하게 "아니다"라고 말하기 어려운 상황에서 번아웃을 경험할 가능성이 높다. 이 경우에 "아니다"라고 말하는 훈련도 필요할 것이다. 실제로 대인관계기법을 정서적인 요소에 집중하여 훈련한 사회복지사들은 그렇지 않은 사회복지사들보다 감정적인 소진이 더 감소했던 것으로 나타났다.

③ 직무에 대한 현실적 인식 고취

종업원들, 특히 전문직업인들은 기대와 희망을 가지고 회사에 취업한다. 일반 대중도 이들은 직장에서 능력과 독립성을 가지고 자기성취에 노력하고 있을 것으로 인식한다. 이것은 이상에 불과하다. 현실에서는 전혀 다르게 느낀다. 제4장 현실충격 모형에서 본 바와 같이 취업 초기에 잘못된 기대와 희망이 무너지게 되면 번아웃으로 발전될 수 있다.

따라서 직무에 대한 현실적 인식을 심어주는 것이 예방적 차원에서의 대처방안이다. 실제로 직무기대훈련 프로그램에서 환자들이 종종 간호사의 도움을 거부한다는 사실과 그때에 어떻게 대처해야 하는지를 배운 간호사들은 그렇지 않은 간호사들에 비해 번아웃되는 경우가 적었다(Mickler and Rosen, 1994).

④ 직장과 개인생활 간의 균형 회복

번아웃 현상을 처음 소개한 Freudenberger는 번아웃을 '과

몰입의 병' 혹은 '과성취자가 가지는 질병'이라고 표현하였다. 번아웃되는 사람들은 직장에서 극단적으로 일을 열심히 한다는 뜻이다. 따라서 회사생활 이외에 삶의 영역이 제한되어 있는 사람은 번아웃에 빠지기 쉽다. 따라서 직장생활과 개인생활 간의 균형을 맞추게 되면 번아웃을 예방할 수 있다. 가정, 교회, 동아리 모임 등 개인생활은 직장생활로부터 초래되는 감정적 긴장감을 상쇄시키며 삶의 에너지를 공급할 수 있다.

직장생활에 골몰하다가 개인생활을 급속하게 시작하게 되면 문제가 발생할 수 있다. 스킨스쿠버 다이빙에는 '감압decompression'이라는 단어가 사용된다. 감압이란 스킨스쿠버들이 바다 밑의 고압력 상태에서 바다 위로 올라올 때 점진적으로 나오는 기법이다. 만약 이 기법을 쓰지 않고 바로 물밖으로 나오면 신체가 손상되거나 혈류 속으로 들어간 질소거품의 배출에 의해서 불쾌감을 느끼게 된다. 마찬가지로 직장생활에서 감정적인 압력을 크게 느끼는 사람도 개인생활이라는 정상적 압력으로 이동할 때 감압의 기법을 쓸 필요가 있다. 이렇게 되면 개인생활에 몰두하게 되더라도 직장생활을 뒤로할 수 있고 편안함을 느낄 수 있다. 책 읽기, 정원 가꾸기, 백화점 둘러보기, 산책, 낮잠, 짧은 휴식 등이 감압의 좋은 처방들이다. 이와 달리 취미생활로 골프를 선택하는 경우 오히려 목표점수 때문에 더 긴장감을 느끼게 되어 번아웃이 더 심화될 수 있다. 이것은 취미가 아닌 경쟁과 인정을 받고 싶은 욕구가 지나치게 갈망한 결과일 것이다.

⑤ 동료지원 그룹

직장에서 동료들로부터의 사회적 지원은 번아웃 예방에 아주 효과적이다(김대원, 2011). 이러한 지원을 구축하고 조직하는 방법은 다양하다. 가장 기본적인 것이 정기적인 직원모임이다. 직원모임을 통해서 사회적 지원을 주고받을 수 있다. 동료지원 그룹은 다음과 같이 다섯 가지 기능을 제공한다.

- **인식**: 특정한 아이디어, 문제, 또는 염려들을 다른 사람들과 공유하는 일은 정서적인 안정감을 준다. 더욱이, 동료들은 개인이 자기 자신의 감정과 행동을 측정할 수 있는 척도를 제공한다는 점에서 비교를 위한 근거를 제공할 수 있다.
- **편안함**: 동료들은 공감하는 귀와 기대어 울 수 있는 어깨가 되어주기도 한다.
- **도움**: 동료들은 직접적인 도움을 제공하거나 실용적인 해결책들을 제시하기도 한다.
- **통찰**: 지지 집단은 서로에게서 배울 수 있는 기회를 제공한다. 다른 이들은 어떻게 문제를 해결하는지, 그들은 어떠한 종류의 자원들을 활용하는지 등을 배울 수 있다.
- **동료의식**: 비공식적인 환경 속에서 함께하는 것과 일반적

인 고민들을 나누는 것은 대인관계 유대감을 강화시킨다. 매일의 반복되는 일과로부터 잠시라도 벗어날 수 있는 즐거운 일탈이기도 한 동시에 사회적으로 고립되는 것을 막는다.

이상의 동료지원그룹의 다섯 가지 기능은 사회적 지원의 다섯 가지 기능, 즉 평가지원, 감정적 지원, 도구적 지원, 정보적 지원, 보상하는 동료의식과 각각 일치된다. 이러한 점에서 동료지원그룹은 번아웃을 예방하는 데 좋은 수단이 될 것이다.

⑥ 개인적 동료지원

앞에서 제시한 그룹 차원에서 동료지원과 별도로 개인 차원에서 동료지원도 필요하다. 일반적으로 직장 내의 개인 차원에서 번아웃 문제를 다루는 것은 어렵다. 번아웃 되는 동료를 바라보는 다른 동료나 상사들은 그 동료의 문제를 회피하는 경향이 있기 때문이다. 혹시 그 문제를 제기하는 경우에 당황, 적대감, 혹은 분노의 감정을 가지게 되지 않을까 하는 걱정 때문이다. 번아웃되는 당사자들도 혹시 자기의 이미지나 자존감에 상처가 될까 봐 자신의 문제를 부정하는 경향이 있다. 더 큰 문제는 동료가 번아웃되고 있는 상황이기 때문에 동료에 대한 관심이나 돌봄의 질이 크게 낮아진다는 것이다.

따라서 직장에서 번아웃된 동료를 체계적으로 지원하는 것이 필요하다. VandenBos & Duthie(1986)는 번아웃되는 동료문제를 다루기 위한 다음과 같은 단계적 접근법을 제시하고 있다.

- **문제의 평가**: 확신을 갖거나 설득력이 있기 위해서는 많은 정보들이 필요하다. 따라서 중요한 사안들이나 전문적이지 않았던 행동들에 관한 노트들을 체계적으로 관리하는 것이 요구된다.
- **모임 전 준비**: 방어적 부인denial은 가장 즉각적인 정서적 반응일 수 있다. 이슈에 대해 포괄적으로 논의하기보다는, 개인이 지닌 고민들을 가장 잘 드러낼 수 있는 구체적인 행동들을 선택하여 논의하는 것이 좋다.
- **듣고 말하고 토론하기**: 번아웃을 겪고 있는 동료들과 실제로 만났을 때 주의 깊게 경청하고, 공감적인 방식으로 반응하고, 문제 해결을 돕는 것이 중요한 태도에 해당한다.
- **후속조치**: 모임은 정기적으로 지속되어야 한다. 궁극적으로 번아웃 된 동료가 전문가의 도움을 모색하게 되는 것이 미팅 프로세스의 바람직한 결과의 한 예가 될 수 있다.

⑦ 코칭과 자문

코칭coaching과 자문consultation은 회사 내에서 경험이 많은 동료나 상사, 혹은 경영자들이 일종의 전문가로서 종업원들의 번아웃 문제를 도와주는 것이다. 자문은 어떤 특정한 문제(예: 특정한 고객을 다루는 법, 전문적 대안 제시)에 초점을 맞추지만, 코칭은 일련의 문제들(예: 공격적인 고객들을 다루는 법, 스스로 찾음)에 해답을 제시한다. 코칭과 자문은 주로 고객과 동료와의 관계 등 개인 간의 문제를 다루며, 그 목적은 종업원들의 전문성을 지원하는 것이다. 좀 더 구체적으로 코칭과 자문은 다음 세 가지 기능을 수행한다.

- **사회적 지원**: 직원들은 직업과 관련된 자신의 문제를 전문가에게 털어놓고 해결 방법을 모색할 수 있다. 이를 통해 기계적이거나 정보적인 차원의 도움뿐 아니라, 정서적이고 평가적인 차원의 지원과 만족스러운 동료 관계를 유지할 수 있다.
- **성찰하기**: 특히 코칭은 직원들로 하여금 체계적이고 비판적으로 자기 자신의 일상 업무들을 성찰하도록 자극한다. 이를 통해 업무의 질을 향상시킬 수 있다.
- **피드백**: 전문가는 직원의 업무 수행에 관해 구체적이고 개인적인 피드백을 제공한다. 이는 동기를 향상시킬 뿐만 아니라 조직에서의 개인의 역할을 명료화함으로써 역할과 관련된 문제들을 예방 또는 감소시킬 수 있다.

코칭과 자문은 회사에 취직하여 1년 내지 2년 정도 지난 종업원들의 번아웃 문제를 해결하는 데 있어서 매우 효과적이며, 특히 경험 많은 동료들로부터의 코칭과 상담이 중요한 역할을 하는 것으로 나타났다(Cherness, 1995).

⑧ 경력계획

요즘은 많이 변화되고 있지만 직장인들은 동일한 직업을 가지고 일생을 사는 경우가 대부분이다. 따라서 시간이 지남에 따라서 직장생활이 지루할 수 있고, 이러한 상황이 지속되고 누적되면 번아웃에 빠질 수 있다. 이에 대처하는 방안으로 경력개발career development을 제시할 수 있다. 경력개발에는 경력계획career planning과 경력관리career management가 있다. 경력계획은 개인의 책임이고 경력관리는 조직의 책임이다.

경력계획을 위해서는 먼저 자기분석이 필요하다. 종업원 자신의 강점, 약점, 관심, 능력 등을 평가하되, 현재 자신의 번아웃 수준이 어느 정도인지도 알아본다. 다음으로 기회분석이 이루어져야 한다. 이는 자신이 조직에서 할 수 있는 역할의 범위를 규정하는 것이다. 과거와 달리 기업환경이 급변하면서 자신의 미래에 적합한 경력계획을 유연하게 세워야 한다. 하지만 전문직종에 종사하는 대부분의 사람들은 자신의 현재 직종에 '잠겨'있어서 번아웃을 맛보는 경우가 많다. 치과의사로서 개인병원을 운영하는 필자로서도 치과의사 이외의 어떤 다른 경력을 계획한다는 자체가 매우 어렵다. 따라서 개인적 경력계획을 위해서는 경력계획훈련 프로그램에 참가하거나 전문가의 조언을 듣는 것이 필요하다. 물론 자신이 속한 조직의 경력관리전략과 궤를 같이 하면 더 좋을 것이다.

3) 치료

앞에서 설명한 번아웃의 대처방안들은 예방 차원에서 제시한 것이다. 이제는 번아웃된 사람들, 즉 직무수행 상 어려움을 호소하거나 병가에 시달리는 종업원에 대한 치료방안을 제시하려고 한다. 하지만 번아웃의 정도는 다르고 복잡한 현상이므로 예방과 치료방안은 뚜렷하게 구분되는 것은 아님을 염두에 두어야 한다. 예를 들어, 예방 차원의 경력계획은 번아웃을 경험하고 있는 종업원들에 대한 치료방안이 될 수도 있다. 심각한 번아웃에 대한 치료방안으로는 전문적인 상담과 심리치료가 있다.

① 전문적 상담

전문적 상담은 심각한 번아웃을 겪고 있는 종업원을 대상으로 심리상담사와 같은 전문가들에 의해서 수행된다. 이는 매우 적극적인 대처방안으로서 번아웃에 대한 'Healing Job'이라고 할 수 있다. 전문적 상담의 목적은 종업원의 번아웃 위기를 관리하고 문제를 해결해줌으로써 일상적인 생활로 복귀하도록 도움을 주는 것이다.

② 심리치료

심리치료는 번아웃 중증환자를 대상으로 정신과의사, 심리치료사, 임상심리사 등이 수행하는 치료방법이다. 이 방법은 단순한 상담이 아니다. 번아웃된 종업원을 환자로 간주하고 심리학이나 의학 등 전문적인 과학지식을 활용하여 치료하는 과정이다.

참고로 전문적 상담 혹은 심리치료와 관련한 설문조사 결과를 소개하면, 〈그림 9-2〉에서 보는 바와 같이 "상담심리센터 및 프로그램의 확대", "심리적 문제에 대한 사람들의 인식개선", "진료 및 상담비용 지원제도" 등을 건의하고 있다.

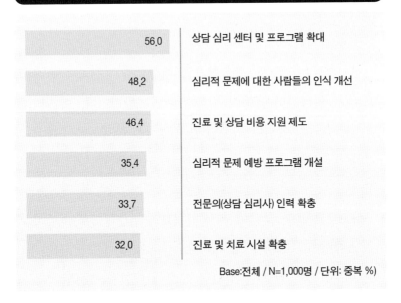

심리적 고통 해결을 위한 방안 모색

56.0	상담 심리 센터 및 프로그램 확대
48.2	심리적 문제에 대한 사람들의 인식 개선
46.4	진료 및 상담 비용 지원 제도
35.4	심리적 문제 예방 프로그램 개설
33.7	전문의(상담 심리사) 인력 확충
32.0	진료 및 치료 시설 확충

Base:전체 / N=1,000명 / 단위: 중복 %)

자료: 마크로밀 엠브레인(2016)

〈그림 9-2〉 번아웃 치료를 위한 방안 제안사항

4) 재활

재활rehabilitation은 번아웃된 종업원을 치료 후에 다시 직장으로 복귀시키는 방안이다. 재활은 전문적 상담이나 심리치료 등과 함께 모든 치료 프로그램의 통합된 대처방안이라고 할 수 있다.

① 개인적 지도 및 조언

이 방안은 번아웃되어 직장을 떠난 종업원을 개인적 지도나 조언을 통해서 다시 직장으로 돌아오게 하기 위한 것이다. 하지만 번아웃된 종업원들이 병가 등으로 직장을 떠난 후에는 대부분의 경우 다시 직장으로 돌아오지 않는 것으로 보고되고 있다(Schroer, 1993). 실제적으로는 이 방법은 활성화되고 있지 않다.

② 직무변경

직무변경은 번아웃된 종업원에게 직무에 대한 신선하고 새로운 역할을 부여함으로써 번아웃 증상을 벗어나 새롭게 출발할 수 있도록 하는 것이다. 직무변경은 직장생활 초기단계에서 이루어지는 것이 바람직하다. 그래야만 미래의 번아웃 현상도 예방할 수 있기 때문이다. 직무변경은 조직 차원에서 이루어지지만 종업원 개인이 주도적으로 직무이동 및 재배치를 시도할 수도 있다.

만약 직무변경이 실질적이지 않고 형식적으로 이루어지면 오히려 부작용이 나타날 수 있다. 직무가 종전과 비슷하고 일의 과정이 과거의 직무와 같다면 번아웃이 더 심화될 수 있나. 새로운 직무가 종업원의 전문성, 지적 도전성, 업무성과 면에서 의미를 부여할 수 있도록 변경되어야 한다.

조직 차원의
대응전략

3

마지막으로 조직 차원에서 번아웃을 진단, 예방, 치료 및 재활할 수 있는 대응전략을 제시하고자 한다. 이 방안들의 궁극적인 목적은 조직의 생산성을 향상시키고 종업원들의 복지수준을 제고하기 위한 것이다.

1) 진단

① 스트레스 감사

스트레스 감사stress audit는 조직의 스트레스 상태를 파악하기 위한 것이다. 기업들이 주로 수행하는 '여론조사', '종업원 반응조사', '태도조사' 등이 스트레스 감사의 예라고 할 수 있다. 스트레스 감사는 기본적으로 개인적 검사에서 사용하는 도구를 활용하지만 작업환경에서의 위험요인과 같은 조직적 측면에서 이루어진다.

② 심리검사

심리검사psychological check-up는 직장에서 정기적으로 신체검사를 받듯이 자발적으로 번아웃 검사를 시행하는 것이다. 만약 여기서 번아웃 수준이 높게 나오는 종업원이 있으면 심층적 심리검사를 시행하고 여기서도 번아웃이 확인되면 번아웃치료 프로그램에 참여하게 조치한다.

2) 예방

① 직무내용 및 작업환경 개선

이 방안은 질적 및 양적 측면에서 종업원의 업무부담을 감소시키기 위한 것이다. 번아웃의 중요한 원인이 종업원의 업무과부하이기 때문에 이 방안은 매우 중요하다. 가장 직접적인 방법은 종업원을 신규로 채용하여 종업원 대비 고객의 수를 감소시키는 것이다. 물론 종업원을 신규로 채용하면 비용이 증가하지만 번아웃 관련된 비용, 즉 이직, 병가, 정신적 괴로움의 호소 등이 신규채용에 따른 추가적인 비용을 초과한다면 신중히 고려해 볼 만한 대안이다.

이외에도 업무부담을 줄여서 번아웃을 방지하기 위한 방안으로 직무 재설계, 역할 명확화, 신체적 작업환경의 개선 등이 있다. 직무 재설계는 기존의 직무에 의무나 권한을 더 부여하는 것과 기존 직무를 재조정하여 보다 의미있고, 도전적이며, 더 보상이 크도록 하는 것이다. 역할 명확화는 동료나 상사 혹은 관련 부서와의 협의를 통해서 상호 역할에 대한 기대를 일치시키는 작업이다. 신체적 작업환경의 개선은 번아웃 증상으로 두통이나 과민증 같은 특정 증상이 나타나는 경우 필요한 조치이다.

② 업무시간의 조정 및 관리

업무시간이 과다하고 특히 고객과의 접촉시간이 길면 길수록 번아웃에 노출될 위험이 커진다. 따라서 조직 차원에서 종업원들의 업무시간을 조정할 필요가 있다. 예를 들면 병가와 별도로 '정신건강의 날'이라는 이름으로 쉬게 하거나 '안식기간'이라는 이름으로 일정 기간 휴가를 주어 재충전 하도록 하는 것이다. 안식년 혹은 안식학기 제도는 교육계에서 많이 활용되는 대응방안이다.

③ 상사 및 경영진 교육

일반적으로 회사에서 동료의 칭찬보다는 상사나 경영진의 칭찬이 더 효과적이라고 한다. 따라서 상사 및 경영진들이 종업원을 대하는 태도 등에 대해서 교육할 필요가 있다. 상사가 모범을 보이고 종업원이 필요로 하는 혹은 도움을 받고자 하는 것을 파악하여 해결해준다면 회사 전체적으로 번아웃 수준은 크게 줄어들 것이기 때문이다.

상사 및 경영진이 취할 수 있는 덕목으로는 개방성, 체계적인 사고, 창의성, 자기효능감, 동정심 등으로, 이를 갖춘 사람을 '치유하는 경영자healing manager'라고 할 수 있다. 하지만 많은 경우 상사들은 자신의 행동이나 결정에 따른 심리적 결과를 알기 어렵기 때문에 종업원의 번아웃을 유발하는 것으로 알려져 있다(Cherness, 1980a). 따라서 번아웃의 예방 차원에서 상사나 경영진에 대한 교육훈련 프로그램이 필요하다.

④ 경력관리

앞에서 언급한 경력계획career planning과 달리 경력관리career management는 종업원의 경력을 개발시키기 위한 조직의 책임이다. 경력관리의 목적은 종업원들에게 새로운 도전기회를 제공하여 한 직종에 고착화되는 것을 막아서 궁극적으로 번아웃을 예방하는 것이다. 조직 차원에서의 경력관리는 채용, 선발, 배치, 개발, 승진 등 여러 분야에 걸쳐서 규칙이나 과정을 제도화하는 것이다. 구체적으로 종업원들에게 경력변동의 동기나 가치를 이해시키거나 교육 및 훈련기회, 자기개발 등에 대한 정보를 주는 것이다. 신입사원들에게 경력관리를 위한 멘토를 지정해 주는 것도 하나의 방법이 될 수 있다.

⑤ 재교육

종업원에 대한 재교육은 전문가적인 자질을 향상시킴으로써 질적인 업무부하량을 감소시켜 번아웃을 예방할 수 있다. 특히 휴먼서비스 분야에서 신입사원들은 고객을 대하는 기법에 익숙하지 못해서 번아웃에 빠지는 경우가 많다. 따라서 회사 차원에서 이들에게 고객을 다루는 방법 등을 재교육시키는 것이 필요하다. 재교육방법으로는 역할극이나 집단토론 등을 동원할 수 있다.

특히 종업원 재교육이 필요한 이유는 사회적 환경 및 업무환경이 급속히 변화되기 때문이다. 예를 들어, 고객의 유형(예: 새로운 이민자)이나 성향(예: 개인주의), 혹은 당면하는 문제(예: 인종차별) 등이 달라지면서 이에 대처하는 방법에 대한 지식과 기법이 필요하게 되었다.

⑥ 갈등관리 및 소통

조직 내에서의 갈등과 불통, 그리고 부적절한 의사결정은 번아웃의 중요한 원인이다. 조직 내에서의 갈등현상은 피할 수 없다. 따라서 회사는 조직 차원에서 다양한 갈등을 관리해야 한다. 또한 소통과 적절한 의사결정을 위해서는 다양한 방안들을 강구해야 한다. 예를 들어, SNS를 통한 수직적 및 수평적 의사소통도 좋은 방법이 될 것이다.

　참고로 조직 차원에서 번아웃을 대응하는 방안 중 우리나라 직장인들이 선호하는 방안을 소개한다. 〈그림 9-3〉에서 보는 바와 같이 우리나라 직장인들이 제시한 가장 좋은 해결방안은 무엇보다도 '적절한 보상'이었다. 즉 응답자의 71.5%(중복허용)가 번아웃 증후군을 해결하기 위한 방법으로 급여인상 및 성과급 지급이 이뤄져야 한다고 답하고 있다. 그 다음으로 상호 간 노력을 인정하고 사기를 북돋아 주는 기업문화(65.2%), 회사가 제공하는 재교육 등 종업원의 자기계발기회 제공(61.2%) 등으로 이어지고 있다.

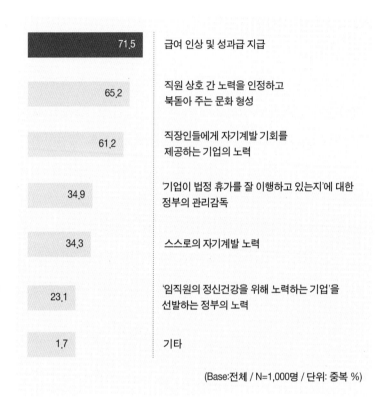

71.5	급여 인상 및 성과급 지급
65.2	직원 상호 간 노력을 인정하고 북돋아 주는 문화 형성
61.2	직장인들에게 자기계발 기회를 제공하는 기업의 노력
34.9	'기업이 법정 휴가를 잘 이행하고 있는지'에 대한 정부의 관리감독
34.3	스스로의 자기계발 노력
23.1	'임직원의 정신건강을 위해 노력하는 기업'을 선발하는 정부의 노력
1.7	기타

(Base:전체 / N=1,000명 / 단위: 중복 %)

자료: 마크로밀 엠브레인(2016)

〈그림 9-3〉 직장인들이 생각하는 조직 차원에서의 번아웃 해결방안

3) 치료

① 직업상 건강과 안전 서비스의 제도화

유럽에서는 오래전부터 직업상의 건강과 안전, 그리고 복지를 염두에 두고 Occupational Health and Safety Services^{OHSSs}라는 제도를 만들었다. 최근에 와서 종업원들의 직무상 스트레스와 번아웃 현상이 부각되면서 이를 통해서 번아웃을 감소시키는 역할을 수행하고 있다. 특히 종전에 종업원들은 자신의 문제를 피해자의 입장에서 수동적으로 대해 왔지만 이 프로그램에서는 자신을 보호하기 위해서 적극적인 이해당사자가 될 것을 요구받고 있다.

② 종업원 지원 프로그램

종업원 지원 프로그램Employee Assistancy Programes: EAPs은 원래 알코올 중독 종업원들을 위해서 개발된 것이다. 하지만 이 프로그램은 종업원들의 직무성과에 부정적 영향을 미치는 건강, 결혼, 가족, 재정, 감정, 스트레스, 더 나아가서 번아웃 문제에까지도 적용되고 있다. EAPs는 예방보다는 치료에 초점을 맞추는 광범위한 대처방안이다.

번아웃과 관련된 종업원 지원 프로그램으로는 구글Google의 '내면 검색search inside yourself'이라는 감성지능 강화 교육을 들 수 있다(송주현, 2012). 이는 종업원을 위한 구글의 독특한 감성지능 강화 교육프로그램이다. 최근 뉴욕 타임지에 보도가 되어 많은 주목을 받았던 이 사내교육 프로그램은 빠르게 변화하는 기술 환경 속에서 구글 직원들이 느끼는 중압감과 스트레스, 부정적 감정을 적절하게 조절하고 관리할 수 있도록 직원들을 도와줌으로써 긍정적이고 창의적인 문화를 유지하기 위해서 개발한 것이다. 이 프로그램은 구글의 직원 차드 멍 탄Chad-Meng Tan의 아이디어로 시작되었고, 신경과학자, 심리학자 등 다양한 분야의 전문가들이 참여하여 프로그램을 개발하였다. 이 프로그램은 7주간 진행되는데, 1년에 4번 개설되는 이 강좌를 듣기 위해 예약이 줄을 이을 만큼 인기가 있다고 한다. 수강했던 구글의 종업원들은 대부분 교육받기 이전보다 감정조절이 쉬워지고 마음이 편안해져서 기업 내 협력적인 인간관계 구축에 도움을 주었고 업무분위기가 개선되었다고 말한다.

4) 재활

① 이직 및 전직 지원

만약 번아웃된 종업원이 치료과정을 성공적으로 마치게 되면 기존의 직장이 아니라 다른 직장으로 발령을 낼 수 있을 것이다. 즉 회사가 이직 서비스를 제공하는 것이다. 이직은 같은 업무를 수행하지만 근무환경이 달라지는 것이다. 이뿐만 아니라 회사는 전직을 권유할 수도 있다. 전직은 이직과 달리 다른 직종으로 이동하면서 업무환경까지도 달라지는 것이다. 이러한 이직과 전직은 경력개발과정의 한 과정으로서 상당 수준의 자기평가와 기회평가를 통해서 이루어져야 한다.

실제로 이직과 전직은 일반 종업원들보다는 고위 경영자에

게 적용되어 왔고, 한편으로는 의사, 간호사, 경찰관 등 전문직
종에 종사하는 사람들이 선호하는 방법이다.

우리나라 직장인들을 대상으로 선호하는 회사 및 이직의향
을 물은 설문조사결과가 있어서 이를 소개한다. 〈그림 9-4〉에
서 보는 바와 같이 직장을 그만두고 싶은 충동을 느끼는 사람
들이 전체 응답자의 71.4%(중복응답 가능)를 차지하고, 지금 직장
보다도 여건이 나아지면 직장을 옮기겠다고 답한 사람이 53%
로 매우 높게 나타나고 있다. 보수나 조건이 나빠도 개인시간
이 많은 회사로 옮기고 싶다거나 인간관계가 좋은 회사로 옮
기고 싶다는 사람들도 각각 39.6%와 35.1%로 적지 않는 수준
이다. 따라서 기업들은 번아웃과 관련된 이직 혹은 전직의 문
제를 심각히 받아들이고 적극적으로 해결해야 할 필요가 있다.

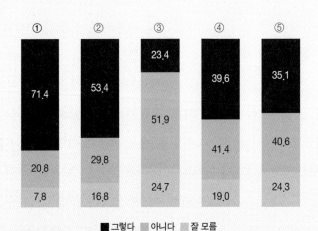

■ 그렇다 ■ 아니다 ■ 잘 모름

① 나는 가끔 직장을 그만두고 싶은 충동을 느낀다.

② 나는 지금보다 조금이라도 여건이 나아지면 이 직장을 그만둘 것이다.

③ 나는 향후 1년 안에 현재의 직장을 그만둘 것이다.

④ 보수나 조건이 지금보다 나빠도 개인시간이 많은 회사로 옮기고 싶다.

⑤ 보수나 조건이 지금보다 나빠도 인간관계가 좋은 회사로 옮기고 싶다.

(Base:전체 / N=1,000명 / 단위: %)

자료: 마크로밀 엠브레인(2016)

〈그림 9-4〉 번아웃과 종업원의 이직의도

〈표 9-2〉에는 앞에서 제시한 개인 차원, 개인 간 차원, 조직 차원의 번아웃 대처방안들을 한눈에 볼 수 있도록 요약해 놓았다.

<표 9-2> 번아웃에 대한 대처방안들: 요약

	평가 및 진단	예방
개인적 차원	● 자가 모니터링 ● 자가 진단	● 스트레스 관리 ● 신체적 운동 ● 마음의 관리 ● 긴장 완화 ● 종교생활/영성증진

개인 간 차원:
개개인과
조직의 접점
	● 개인적 검사	● 시간관리
		● 대인관계 기법 훈련
		● 직무에 대한 현실적 인식
		  고취
		● 직장과 개인생활 간의 균
		  형 회복
		● 동료지원 그룹
		● 개인적 동료지원
		● 코칭과 자문
		● 경력계획

조직 차원	● 스트레스 검사 ● 심리 검사	● 직무내용 및 작업환경 개선 ● 업무시간의 조정 및 관리 ● 상사 및 경영진 교육 ● 경력관리 ● 재교육 ● 갈등 관리 및 소통

	치료	재활
개인적 차원	–	–
개인 간 차원 : 개개인과 조직의 접점	● 전문적 상담 ● 심리치료	● 개인적 지도 및 조언 ● 직무변경
조직 차원	● 직업상 건강과 안전 서비스 제도화 ● 종업원 지원 프로그램	● 이직 및 전직 지원

더 알아보기: 회복탄력성 ·····························

회복탄력성resilience이란 역경을 딛고 뛰어 오르는 마음의 근력이다. 누구나 살다 보면 힘든 시기가 있지만 어떤 사람들은 보다 효율적이고 효과적으로 역경을 수월하게 극복한다. 회복탄력성이 큰 사람이다. 번아웃을 겪는 사람들도 마찬가지이다. 회복탄력성이 큰 사람은 번아웃을 짧은 기간에 쉽게 회복할 수 있을 것이다.

그렇다면 독자의 경우 회복탄력성은 어느 정도일까? 다음은 앨 시버트Al Siebert 박사의 저서 『The Resiliency Advantage』에서 발췌한 자가테스트 리스트이다(〈표 9-3〉). 아래 질문에 당신이 생각하는 정도에 따라 "거의 그렇지 않다"(1점)부터 "매우 그렇다"(5점)까지 점수를 매겨보자.

또한 회복탄력성을 높이기 위해서 리스트에 있는 내용들을 생각해 보는 것도 좋은 방법이다.

⟨표 9-3⟩ 회복탄력성 체크리스트

1. 위기나 혼란스러운 상황에서 나는 침착하게 필요한 행동을 취한다.	1	2	3	4	5
2. 나는 대체로 낙관적인 편이다. 어려움은 곧 지나갈 것으로 생각하고 난관을 극복하려 한다.	1	2	3	4	5
3. 나는 매우 불확실하고 모호한 상황을 견딜 수 있다.	1	2	3	4	5
4. 나는 신제품에 빨리 적응하며 시련을 겪어도 곧 회복한다.	1	2	3	4	5
5. 나는 유머감각이 뛰어나다. 어려운 상황에서도 유머감각을 발휘해 나 자신을 웃길 수 있다.	1	2	3	4	5
6. 나는 좌절과 상실로 겪는 감정적 부침을 극복할 수 있다. 내게는 이야기를 나눌 친구들이 있다. 나는 다른 사람에게 내 감정을 표현하며 도움을 청할 수 있다. 분노나 상실감, 좌절은 오래가지 않는다.	1	2	3	4	5
7. 나는 자신감이 넘치는 사람으로 나 자신을 높게 평가한다. 또한, 나에 대해 건전하게 생각하고 있다.	1	2	3	4	5
8. 나는 호기심이 많고 질문을 많이 한다. 내 주변 이들이 왜 그렇게 되는지 알고 싶고, 새로운 방식을 시도하는 것을 즐긴다.	1	2	3	4	5
9. 나는 나 자신과 다른 이들의 경험을 통해 값진 교훈을 얻는다.	1	2	3	4	5
10. 나는 문제 해결에 능숙하다. 분석적 논리나 창의력, 상식을 활용해 문제를 잘 해결할 수 있다.	1	2	3	4	5
11. 나는 추진력이 뛰어나다. 종종 그룹의 지도자나 프로젝트 리더가 되어달라는 요청을 받는다.	1	2	3	4	5

12. 나는 매우 유연한 사고의 소유자이다. 나는 낙관론 자이면서 비관론자이고, 신뢰하는 동시에 신중하고, 이타적이며 이기적이다. 그리고 이런 역설적인 특징을 동시에 가지고 있는 것에 대해 거부감을 느끼지 않는다.	1	2	3	4	5
13. 나는 항상 나 자신이지만 다양한 상황에서는 여러 모습으로 변한다는 사실을 잘 인지하고 있다.	1	2	3	4	5
14. 나는 업무내용을 자세히 설명해 놓은 직무기술서 없이 일하는 것이 더 좋다. 각 상황에 맞는 최고의 방법을 스스로 생각해 실행할 때 훨씬 능률이 오른다.	1	2	3	4	5
15. 나는 사람들의 생각을 잘 읽을 수 있고, 내 직감을 믿는다.	1	2	3	4	5
16. 나는 다른 사람의 말을 잘 들어주며, 그들의 이야기에 공감해준다.	1	2	3	4	5
17. 나는 다른 사람을 함부로 판단하지 않으며, 사람들의 서로 다른 성격을 있는 그대로 받아들인다.	1	2	3	4	5
18. 나는 참을성이 뛰어난 사람으로 힘든 시간도 잘 견딘다. 다른 사람과 협력도 잘하지만 독립성을 잃지도 않는다.	1	2	3	4	5
19. 나는 힘든 경험들을 통해 더욱 성숙해졌고 강해졌다.	1	2	3	4	5
20. 나는 불행을 행운으로 바꿔왔고, 안 좋은 일 중에서도 내게 이득이 될 부분을 찾는다.	1	2	3	4	5

자료: https://www.resiliencyquiz.com/index.shtml

평가기준은 다음과 같다.

- 85점 이상 : 당신의 회복탄력성은 이미 높은 수준이다.

- 65 ~ 85점 : 당신은 대부분의 경우 회복탄력적이다.

- 50 ~ 65점 : 당신은 일부 상황에만 잘 대처하고 있다.

- 40 ~ 50점 : 당신은 회복탄력적이 되고자 정말 애쓰는 중이다.

- 40점 미만 : 당신은 회복탄력성을 키울 필요가 있다.

　　다음의 질문지(〈표 9-4〉)는 정신저항성으로 회복탄력성을 평가하는 방법이다. 대학병원에 근무하는 카레나 레페르트 Karena Leppert 연구팀이 작성한 것으로 독일 국민을 상대로 테스트했던 자료이기도 하다. 회복탄력성 지수를 측정하는 열세 개의 질문을 통해 자신의 정신적 저항력이 얼마나 강한지 스스로 측정할 수 있다. 다음 문항들을 읽고 자신에게 해당되는 사항들을 체크해 보자. 자신에게 해당되는 것일수록 높은 점수를 주면 된다. 이때 1점은 '전혀 그렇지 않다'이고 7점은 '매우 그렇다'를 의미한다.

〈표 9-4〉 정신저항성을 통한 회복탄력성 평가표

		전혀 그렇지 않다				매우 그렇다		
		1 점	2 점	3 점	4 점	5 점	6 점	7 점
1	계획을 세우면 꼭 실천하는 편이다.							
2	해야 할 일은 어떻게든 해내는 편이다.							
3	쉽게 화를 내지 않는다.							
4	나는 내가 좋다.							
5	여러 일을 동시에 해낼 수 있다.							
6	의지가 강한 편이다.							
7	시련을 그대로 받아들이는 편이다.							
8	다양한 관심사를 가지고 있다.							
9	한 가지 상황을 여러 가지 시각으로 바라본다.							
10	하기 싫은 일도 기꺼이 할 수 있다.							
11	어려운 상황에서도 어떻게든 해결 방법을 찾아낸다.							
12	해야 할 일을 모두 할 수 있는 충분한 에너지가 있다.							
13	모든 사람이 나를 좋아하지 않아도 개의치 않는다.							

각 문항에 매긴 점수를 모두 더해보면 총점은 13점에서 91점 사이가 될 것이다. 점수가 높을수록 회복탄력성이 높다는 의미이며 최대 점수는 91점이다. 평가기준은 다음과 같다.

- 73~91점: 어떤 일에도 쉽게 흔들리지 않는 회복탄력성을 가지고 있으며 대부분의 스트레스에 원만히 대처할 수 있다. 간혹 어렵게 느껴지는 상황이 생겨도 유연하게 반응하고 문제에 적합한 해결책을 찾을 수 있는 능력이 있다.

- 67~72점: 평균 정도의 회복탄력성을 가지고 있다. 다소 힘들 때도 있지만 대부분은 결국 문제에 적합한 해결책을 발견한다. 일반적으로 외부의 도움 없이 다시 일어설 수 있는 에너지를 충전하는 편이다.

- 67점 이하: 스트레스 내성이 그리 높지 않은 편이다. 살면서 부딪치는 소소한 문제들이 삶의 위기로 이어질 수 있다. 회복탄력성이 그리 높지 않은 편이므로 우울증과 심리적 질환의 위험을 낮추고 삶의 만족감을 높이는 것이 중요하다. 이를 위해서 능동적으로 스트레스를 관리해야 하며 필요하다면 심리전문가의 도움을 받는 것도 좋다.

참고문헌

국내문헌

권기환(2008). 벤처기업의 글로벌 성장통 극복수단으로서 기업가적 학습과 조직역량 재구축. 국제경영리뷰, 12(4), 195-218.

권미나(2014). 중환자실 간호사의 의사소통능력, 감정노동 및 소진. 석사학위논문, 아주대학교.

권성현(2008). 직무특성요인과 개인의 완벽주의가 직무소진에 미치는 영향. 한국공공관리학보, 22(4), 307-328.

권수영, 성기정(2017). 내면가족시스템(IFS)이론 기반 감정관리코칭 모형. 한국심리학회지: 코칭, 1(2), 23-43.

김대원(2011). 변혁적 리더십과 간호사의 조직시민행동이 환자의 간호서비스 질에 미치는 영향 분석: Sobel Test를 이용한 간호사의 조직시민행동의 매개효과 분석을 중심으로. 보건사회연구, 31(2), 206-236.

나윤주(2013). Oldenburg Burn-out Inventory(OLBI)에 대한 타당화 연구. 석사학위논문, 아주대학교.

노라 마리 엘러마이어(2019). 나는 괜찮을 줄 알았습니다: 번아웃과 우울증을 겪은 심리치료사의 내면 일기. 장혜경 역, 갈매나무.

마크로밀 엠브레인(2016). 2016 번아웃 증후군 및 업무만족도 관련 조사. 마크로밀 엠브레인 트랜드모니터.

미하일 슐테-마르크보르트(2015). 번아웃 키즈: 웃지 않는 아이들. 정지현 역, 문학동네.

박수정, 김민규, 이훈재, 김도윤, 박봉섭, 정지현, 서정은, 박정열 (2017). 번아웃 증후군의 조작적 정의에 관한 체계적 문헌고찰. 교육문화연구, 23(2), 297-326.

박유이, 이지현, 배소휘, 이기찬, 이상혁, 장수진, 허해령, 박영훈 (2019). 치과의사와 치과위생사의 번아웃 현황과 관련 요인. 대한구강보건학회, 43(2), 100-108.

사빈 바티유(2013). 번아웃: 회사는 나를 다 태워 버리라고 한다. 배영란 역, 착한책가게.

성기정(2015). 경력단절 육아 전업주부의 정체성 위기에 관한 내러티브 탐구. 석사학위논문, 연세대학교 대학원.

성기정, 권수영(2016). 경력단절 육아 전업주부의 정체성 위기에 관한 연구. 한국기독교상담학회지, 27(1), 163-195.

송주헌(2012). 구성원들의 부정적 감정, 전염성 높다. 시멘트, 195권, 26-31.

수전 핀커 (2015). 빌리지 이펙트. 우진하 역, 21세기북스.

요하임 바우어(2013). 번아웃 시대의 행복한 삶을 위하여. 전진만 역, 책세상.

유정식(2015). 당신들은 늘 착각 속에 산다: 번아웃 시대 직장인을 위한 조직의 심리학. 알에이치코리아.

이명호(2014). 서번트 리더십이 의료종사자 직무소진에 미치는 영향: 효능감의 매개효과를 중심으로. 박사학위논문, 전주대학교 대학원.

이명호(2015). 의료종사자의 스트레스와 소진현상에 관한 가정사역적 연구. Ph.D. Dissertation, HIS University.

이모은, 신호진, 장성미(2019). 아내가 화를 자주 내요: 번아웃(burn-out)된 여자들의 감정 읽기. 프로방스.

이병호, 김정술 (2010). 치과위생사의 소진과 직무만족도 및 이직의도의 관련성. 한국콘텐츠학회논문지, 10(11), 217-227.

이양선, 최은숙. (2015). 일개 종합병원 간호사의 스트레스, 우울, 수면장애, 소진에 대한 사회심리적 업무환경의 효과. 한국직업건강간호학회지, 24(2), 114-121.

이진희(2017). 나는 오늘도 번아웃되고 있습니다. 대림북스.

이현주(2004). 사회복지사의 번아웃(Burn-out)이 직무만족에 미치는 영향에 관한 연구: 인천지역 종합사회복지관 근무자를 중심으로. 석사학위논문, 인하대학교 대학원.

진민영(2019). 내가 무슨 부귀영화를 누리겠다고: 지나친 열정과 생각으로 사서 고생하는 당신을 위한 번아웃 방지 가이드. 문학테라피.

최형성(2016). 어린이집 교사의 소진이 신체적 건강에 미치는 영향: 우울의 매개효과를 중심으로. 미래유아교육학회지, 23(4), 199-216.

최혜영(2015). 일반직 종사자의 직무소진과 건강상태. 예술인문사회융합멀티미디어논문지, 5(3), 143-153.

크리스티나 베른트(2013). 번아웃. 유영미 역, 시공사.

파스칼 샤보(2016). 너무 성실해서 아픈 당신을 위한 처방전: 굿바이 번아웃. 허보미 역, 함께읽는책.

하성욱, 양종평(2012). 직무소진의 직무요구-통제모형에서 완충가설의 재해석. 인적자원관리연구, 19(5), 27-52.

허창구, 조중연, 신강현(2013). 서비스 장면에서 감정이입(정서전염, 공감배려)이 직무탈진과 직무열의에 미치는 영향. 한국심리학회지: 산업 및 조직, 26(4), 579-597.

홍성실, 홍정아, 전원희(2013). 간호학생의 영성과 임상실습 스트레스. 한국콘텐츠학회논문지, 13(6), 361-369.

홍성진(2019). 나는 제2의 삶을 똑똑하게 살기로 결심했다: 번아웃된 월급쟁이를 여유만만한 예비사장으로 만들어줄 최고의 창업솔루션. 책들의 정원.

황해익, 탁정화, 강현미(2014). 보육교사의 회복탄력성 인식수준에 따른 소진과 자아존중감의 관계. 열린유아교육연구, 19(4), 31-52.

외국문헌

Achterhuis, H. (1984). Arbeid een eigenaardig medicijn (Work, a peculiar medicine). Baarn: Ambo.

Ahola, K. (2007). Occupational burn-out and health. People and Work Research Reports 81. Helsinki: Finnish Institute of Occupational Health.

Ahola, K., & Hakanen, J. (2007). Job strain, burn-out, and depressive symptoms: A prospective study among dentists. Journal of Affective Disorders, 104(1-3), 103–110.

Ahola, K., & Hakanen, J. (2014). Burn-out and health. In L. P. Leiter, A. B. Bakker, & C. Maslach (eds.). Burn-out at work: a psychological perspective. London: Psychology Press.

Ahola, K., Hakanen, J., Perhoniemi, R., & Mutanen, P. (2014). Relationship between burn-out and depressive symptoms: A study using the person-centered approach. Burn-out Research, 1, 29-37.

Ahola, K., Honkonen, T., Isometsä, E., Kalimo, R., Nykyri, E., Koskinen, S., Aromaa, A., & Lönnqvist, J. (2006). Burn-out in the general population: Results from the Finnish health 2000 study. Social Psychiatry and Psychiatric Epidemiology, 41(1), 11–17.

Ahola, K., Kivimäki, M., Honkonen, T., Virtanen, M., Koskinen, S., Vahtera, J., & Lönnqvist, J. (2008). Occupational burn-out and medically certified sickness absence: a population-based study of Finnish employees. Journal of Psychosomatic Research, 64(2), 185-193.

Ahola, K., Salminen, S., Toppinen-Tanner, S., Koskinen, A., Väänänen, A. (2013). Occupational burn-out and severe injuries: An eight-year prospective cohort study among Finnish forest industry workers. Journal of Occupational Health, 55(6), 450-457.

Ahola, K., Toppinen-Tanner, S., Huuhtanen, P., Koskinen, A., & Väänänen, A. (2009). Occupational burn-out and chronic work disability: An eight-year cohort study on pensioning among Finnish forest industry workers. Journal of Affective Disorders, 115(1-2), 150–159.

Ahola, K., Väänänen, A., Koskinen, A., Kouvonen, A., & Shirom, A. (2010). Burn-out as a predictor of all-cause mortality among industrial employees: A 10-year prospective register-linkage study. Journal of Psychosomatic Research, 69(1), 51–57.

Appels, A., & Schouten, E. (1991). Burn-out as a risk factor for coronary heart disease. Behavioral Medicine, 17(2), 53–59.

Armon, G. (2009). Do burn-out and insomnia predict each other's levels of change over time independently of the job demand control-support (JDC-S) model? Stress and Health: Journal of the International Society for the Investigation of Stress, 25(4), 333–342.

Armon, G., Melamed, S., Toker, S., Berliner, S., & Shapira, I. (2014). Joint effect of chronic medical illness and burn-out on depressive symptoms among employed adults. Health Psychology, 33(3), 264–272.

Ashforth, B. E., & Humphry, R. H.(1993). Emotional labor in service roles: The influence to identity. Academy of Management Review, 18, 88-115.

Bakker, A. B., Demerouti, E., & Verbeke, W. (2004). Using the job demands‑resources model to predict burn-out and performance. Human Resource Management: Published in Cooperation with the School of Business Adminis‑tration, The University of Michigan and in alliance with the Society of Human Resources Management, 43(1), 83-104.

Bakker, A. B., LeBlanc, P. M., & Schaufeli,W. B.(1997). Burn-out contagion among nurses who worked at intensive care units. Paper presented at the fifth European conference on organizational psychology and healthcare, Utrecht, The Netherlands.

Bakker, A. B., Leiter, M. P., & Maslach, C. (eds.). (2014). Burn-out at work: A psychological perspective. London: Psychology Press.

Barsade, S. G. (2002). The ripple effect: emotional contagion and its influence on group behavior. Administrative Science Quarterly, 47, 644–675.

Barsade, S.G., Constantinos, G.V., & Coutifaris, J.P. (2018). Emotional conta‑gion in organizational life. Research in Organizational Behavior, 38, 137-151.

Bass, B.M., & Riggio, R.E.(2006). Transformational leadership. Mahwah, NJ: Lawrence Erlbaum Associates.

Bhagat, R. S., Allie, S. M., & Ford, D. L., Jr. (1995). Coping with stressful life events: An empirical analysis. In R. Crandall & P. L. Perrewe(Eds.), Occupational stress: A handbook. Washington, DC: Taylor & Francis.

Bianchi, R., Truchot, D., Laurent, E., Brisson, R., & Schonfeld, I.S.(2014). Personality and social psychology: Is burn-out solely job-related? A critical comment. Scandinavian Journal of Psychology, 55, 357-361.

Bibeau, G., Dussault, G., Larouche, L. M., Lippel, K., Saucier, J. F., Vézinza, J, & Vidal, J. M. (1989). Certain aspects culturels, diagnostiques et juridiques du burn-out: pistes et repères opérationnels. Confédération des Syndicats Nationaux, Montreal.

Bilal, A., & Mushtag, H. (2017). Organizational structure as a determinant of job burn-out: A exploratory study on Pakistani pediatric nurses. Workplace Health & Safety, March, 118-128.

Borritz, M., Rugulies, R., Christensen, K., Villadsen, E., & Kristensen, T. (2006). Burn-out as a predictor of self-reported sickness absence among human service workers: prospective findings from three year follow up of the PUMA study. Occup. Environ. Med., 63(2), 98-106.

Bretland, R. J., & Thorsteinsson, E. B. (2015). Reducing workplace burn-out: The relative benefits of cardiovascular and resistance exercise. Peer J, 3, e891.

Brill, P. L. (1984). The need for an operational definition of burn-out. Family & Community Health: The Journal of Health Promotion & Maintenance, 6(4), 12-24.

Burisch, M. (1993). In search of theory: some ramifications on the nature and etiology of burn-out. In W.B. Schaufeli, B, C. Maslach, & J. Marek (Eds.), Professional burn-out: Recent developments in theory and research. Washington, DC: Taylor & Francis.

Burisch M. (2006). Das burn-out-syndrom (The burn-out syndrome). Berlin: Springer.

Burke, R. J. (1994). Stressful events, work-family conflict, coping, psychological burn-out, and well-being among police officers. Psychological Reports, 75(2), 787-800.

Burke, R. J., & Greenglass, E. R. (1994). Towards an understanding of work satisfactions and emotional wellbeing of schoolbased educators. Stress Medicine, 10(3), 177-184.

Buunk, B. P., & Schaufeli, W. B. (1999). Reciprocity in interpersonal relationships: An evolutionary perspective on its importance for health and well-being. European Review of Social Psychology, 10(1), 259-291.

Cahoon, A. R., & Rowney, J. I. (1984). Managerial burn-out: A comparison by sex and level of responsibility. Journal of Health and Human Resources Administration, 7(2), 249-263.

Capel, S. A., Sisley, B. L., & Desertrain, G. S. (1987). The relationship of role conflict and role ambiguity to burn-out in high school basketball coaches. Journal of Sport and Exercise Psychology, 9(2), 106-117.

Carroll, D., & White, W. (1981). Understanding burn-out: Integrating indi-

참고문헌

vidual and environmental factors within an ecological framework. In Proceeding of the First National Conference on Burn-out, Philadelphia.

Cash, D. (1988). A study of the relationship of demographics, personality and role stress to burn-out in intensive care unit nurses. University of Mississippi, Unpublished doctoral dissertation.

Casserley, T., & Megginson, D.(2009). Learning from burn-out: Developing sustainable leaders and avoiding career derailment. Oxford: Butterworth-Heinemann.

Cherniss, C. (1980a), Professional burn-out in human service organizations. New York: Praeger.

Cherniss, C. (1980b), Staff burn-out: Job stress in the human services. California: Sage Publications.

Cherniss, C. (1987). Staff burn-out in dealing with the elderly: How to help the helper. In A. G. Awad , H. Durost , H. M. R. Meier , & W. O. McCormick (Eds.), Disturbed behavior in the elderly. New York: Pergamon.

Cherniss, C. (1993). Role of professional self-efficacy in the etiology and amelioration of burn-out. In W. B. Schaufeli, C. Maslach, & T. Marek (Eds.), Series in applied psychology: Social issues and questions. Professional burn-out: Recent developments in theory and research. Washington, DC: Taylor & Francis.

Cherniss, C. (1995). Beyond burn-out: Helping teachers, nurses, therapists and lawyers recover from stress and disillusionment. New York: Routledge.

Chowdhury, R. A. (2018). Burn-out and its organizational effects: A study on literature review. Journal of Business and Financial Affairs, 7(4), 353.

Chu, K. H., Baker, M. A., & Murrmann, S. K. (2012). When we are onstage, we smile: The effects of emotional labor on employee work outcomes. International Journal of Hospitality Management, 31(3), 906-915.

Cordes, C. L., & Dougherty, T. W. (1993). A review and an integration of research on job burn-out. Academy of Management Review, 18(4), 621-656.

Corrigan, P. W., Holmes, E. P., & Luchins, D. (1995). Burn-out and collegial support in state psychiatric hospital staff. Journal of Clinical Psychology, 51(5), 703-710.

Davidson, M. J., & Cooper, C. L. (1984). Occupational stress in female managers: A comparative study. Journal of Management Studies, 21(2), 185-205.

De Beer, L. T., Pienaar, J., & Rothmann, S., Jr. (2016). Work overload, burn-out, and psychological ill-health symptoms: A three-wave mediation model of the employee health impairment process. Anxiety, Stress & Coping: An International Journal, 29(4), 387–399.

De Croon, E. M., Sluiter, J. K., Blonk, R. W., Broersen, J. P., & Frings-Dresen, M. H. (2004). Stressful work, psychological job strain, and turnover: a 2-year prospective cohort study of truck drivers. Journal of Applied Psychology, 89(3), 442-454.

De Frank, R. S., & Cooper, C. L. (1987). Worksite stress management interventions: their effectiveness and conceptualizations. Journal of Managerial Psychology, 2, 4–10.

Deligkaris, P., Panagopoulos, E., Montgomery, A., & Masoura, E.(2014). Job burn-out and cognitive functioning: A systematic review. Work & Stress, 28, 107-123.

Demerouti, E., & Nachreiner, F. (1998). The specificity of burn-out in human services: Fact or artifact?. Zeitschrift fur Arbeitswissenschaft, 52(2), 82-89.

Demerouti, E., Le Blanc, P. M., Bakker, A. B., Schaufeli, W. B., & Hox, J. (2009). Present but sick: A three-wave study on job demands, presenteeism and burn-out. The Career Development International, 14(1), 50–68.

Edelwich, J., & Brodsky, A. (1980). Burn-out: Stages of disillusionment in the helping professions (Vol. 1). New York: Human Sciences Press.

Einsiedel, A., & Tully, H. (1981). Methodological considerations in studying the burn-out phenomenon. In J. Jones(Ed.), The burn-out syndrome: Current research, theory, interventions. Illinois: Park Ridge.

Eliot, R. S. (1994). From stress to strength: How to lighten your load and save your life. New York: Bantam.

Elkin, A. J., & Rosch, P. J. (1990). Promoting mental health at the workplace: the prevention side of stress management. Occupational Medicine (Philadelphia, Pa.), 5(4), 739-754.

Emilia, I., Lozano, L. M., García-Cueto, E., San Luis, C., Vargas, C., Cañadas, G. A., Canadas, G. R., & Hambleton, R. K. (2013). Development and validation of the Granada Burnout Questionnaire in Spanish police. International Journal of Clinical and Health Psychology, 13(3), 216-225.

Enzmann, D. (1996). Gestreßt, erschöpft oder ausgebrannt. Einflüsse von arbeitssituation, empathie und coping auf den burn-outprozeß. München: Profil.

Farber, B. A. (1983). Stress and burn-out in the human service professions (Vol. 117). New York: Pergamon.

Fender, L. K. (1989). Athlete burn-out: Potential for research and intervention strategies. The Sport Psychologist, 3(1), 63-71.

Ferrara, E., & Yang, Z. (2015). Measuring emotional contagion in social media. PloS one, 10(11), e0142390.

Figley, C. R. (1995). Compassion fatigue. New York: Brunner/Mazel.

Figueiredo-Ferraz, H., Grau-Alberola, E., Gil-Monte, P. R., & García-Juesas, J. A. (2012). Síndrome de quemarse por el trabajo y satisfacción laboral en profesionales de enfermería [Burn-out and job satisfaction among nursing professionals]. Psicothema, 24(2), 271–276.

Firth, H., & Britton, P. (1989). 'Burn-out', absence and turnover amongst British nursing staff. Journal of Occupational Psychology, 62(1), 55-59.

Fischer, H. J. (1983). A psychoanalytic view of burn-out. In B.A. Farber(Ed.), Stress and burn-out in the human service professions. New York: Pergamon.

Freudenberger, H. (1998). Stress and burn-out and their implication in the work environment. The encyclopedia of occupational health and safety (pp. 5.15-5.17). Geneva, Switzerland: International Labor Office.

Freudenberger, H. J. (1974). Staff burn-out. Journal of Social Issues, 30, 159-165.

Freudenberger, H. J. (1983). Burn-out: Contemporary issues, trends, and concerns. In B. A. Farber(Ed.), Stress and burn-out in the human service professions. New York: Pergamon.

Freudenberger, H. J., & Richelson, G. (1980). Burn-out: How to beat the high cost of success. New York: Bantam Books.

Garden, A. M. (1985). Burn-out: The effect of personality. Doctoral dissertation, Massachusetts Institute of Technology, Sloan School of Management.

Garden, A. M. (1987). Depersonalization: A valid dimension of burn-out?. Human Relations, 40(9), 545-559.

Garden, A. M. (1988). Jungian type, occupation and burn-out: An elaboration of an earlier study. Journal of Psychological Type, 14, 2-14.

Garden, A. M. (1989). Burn-out: The effect of psychological type on research findings. Journal of Occupational Psychology, 62(3), 223-234.

Garden, A. M. (1991). Relationship between burn-out and performance. Psychological Reports, 68(3), 963-977.

Garden, A. M., Quick, J. C., & Joplin, J. R. (1991). The purpose of burn-out: A Jungian interpretation. Journal of Social Behavior and Personality, 6(7), 73.

Gillespie, D.F. (1981). Correlates for active and passive types of burn-out. Journal of Social Service Research 4(2): 1-16.

Gil-Monte, P. R., & Faúndez, V. E. O. (2011). Psychometric properties of the "Spanish Burn-out Inventory" in Chilean professionals working to physical disabled people. The Spanish Journal of Psychology, 14(1), 441-451.

Glass, D.C., McKnight, J.D., & Valdimarsdottir, H. (1993). Depression, burn-out, and perceptions of control in hospital nurses. Journal of Consulting and Clinical Psychology, 61, 147–155.

Glickauf-Hughes, C., & Mehlman, E. (1995). Narcissistic issues in therapists: Diagnostic and treatment considerations. Psychotherapy: Theory, Research, Practice, Training, 32(2), 213–221.

Golembiewski, R. T., & Munzenrider, R. F. (1988). Phases of burn-out: Developments in concepts and applications. NY: Praeger Publishers.

Golembiewski, R. T., Boudreau, R. A., Munzenrider, R. F., & Luo, H. (1996). Global burn-out: A worldwide pandemic explored by the phase model In Monographs in organizational behavior and industrial relations, Vol. 21, Greenwich, CT: JAI Press.

Golembiewski, R. T., Munzenrider, R. F., & Stevenson, J. (1986). Stress in organizations: Toward a phase model of burn-out. NY: Praeger Publishers.

Groenestijn, E., Buunk, B.P., & Schaufeli, W.B.(1992). The danger of burn-out contagion: the role of social comparison processes. In R.W. Meertens, A.P. Buunk, P.A.M. van Lange, & B. Verplanken (Eds.), Sociale psychologie & beinvloeding van intermenselijke en gezondheidsproblemen. Hague: VUGA.

Grossi, G., Thomtén, J., Fandiño-Losada, A., Soares, J. J. F., & Sundin, Ö. (2009). Does burn-out predict changes in pain experiences among women living in Sweden? A longitudinal study. Stress and Health: Journal of the International Society for the Investigation of Stress, 25(4), 297–311.

Hackman, J. R., & Oldham, G. R. (1980). Work redesign. MA: Addison-Wesley.

Hallsten, L. (1993). Burning out: a framework. In W.B. Schaufeli, C. Maslach, & T.Marek(Eds.), Professional Burn-out: Recent developments in theory and practice. London: Taylor and Francis.

Harrison, W. D. (1983). A social competence model of burn-out. Stress and Burn-out in the Human services Professions, 1, 29-39.

Heider, F. (1958). The psychology of interpersonal relations. New York: Wiley.

Hendrix, W. H., Steel, R. P., Leap, T. L., & Summers, T. P. (1991). Development of a stress related health promotion model: Antecedents and orginizational effectiveness outcomes. Journal of Social Behavior and Personality,

6(7), 141.

Higgins, N. C. (1986). Occupational stress and working women: The effectiveness of two stress reduction programs. Journal of Vocational Behavior, 29(1), 66-78.

Hills, H., & Norvell, N. (1991). An examination of hardiness and neuroticism as potential moderators of stress outcomes. Behavioral Medicine, 46, 31–38.

Hinderer, K. A., Von Rueden, K. T., Friedmann, E., McQuillan, K. A., Gilmore, R., Kramer, B., & Murray, M. (2014). Burn-out, compassion fatigue, compassion satisfaction, and secondary traumatic stress in trauma nurses. Journal of Trauma Nursing, 21(4), 160-169.

Hobfoll, S. E. (1989). Conservation of resources: A new attempt at conceptualizing stress. American Psychologist, 44, 513–524.

Hobfoll, S. E., & Freedy, J. R. (1993). Conservations of resources: A general stress theory applied to burn-out. In W. B. Schaufeli, C. Maslach, Y. T. Marek (Eds.). Professional burn-out: Recent development in theory and research. London: Taylor & Francis.

Hobfoll, S. E., & Shirom, A. (1993). Stress and burn-out in the workplace: Conservation of resources. Handbook of Organizational Behavior, 1, 41-61.

Hochschild, A. (1983). The managed heart: The commercialization of human feeling. Berkeley, CA: University of California Press.

Huhtala, M., Tolvanen, A., Mauno, S., & Feldt, T. (2015). The associations between ethical organizational culture, burn-out, and engagement: A multi-level study. Journal of Business and Psychology, 30(2), 399–414.

ILO(1992). World labour report. New York: ILO.

ILO(1993). World labour report. New York: ILO.

Jackson, S. E., & Maslach, C. (1982). After effects of job related stress: Families as victims. Journal of Organizational Behavior, 3(1), 63-77.

Jackson, S.E., Schwab, R.L., & Schuler, R.S. (1986). Towards an understanding of the burn-out phenomenon, Journal of Applied Psychology, 71, 630-640.

Joshi, V.(2005). Stress: From burn-out to balance. London: Sage Publication.

Kalimo, R. (2000). The challenge of changing work and stress for human resources: The case of Finland. Journal of Tokyo Medical University, 58(3), 349–356.

Kanungo, R. N. (1979). The concepts of alienation and involvement revisited. Psychological Bulletin, 86(1), 119.

Karasek, R. A. (1979). Job demands, job decision latitude, and mental strain: Implications for job redesign. Administrative Science Quarterly, 24, 285–308.

Karasek, R.A., & Theorell, T. (1990). Stress, productivity, and the reconstruction of working life. New York: Basic Books.

Keijsers, G. J., Schaufeli, W. B., Le Blanc, P. M., Zwerts, C., & Miranda, D. R. (1995). Performance and burn-out in intensive care units. Work & Stress, 9(4), 513-527.

Kheirandish, M., Farahani, A., & Nikkhoo, B. (2017). The impact of organizational culture on employees' job burn-out. International Journal of Organizational Behavior and Human Resource Management, 3(10), 1-15.

Kim, H., Ji, J., & Kao, D. (2011). Burn-out and physical health among social workers: A three-year longitudinal study. Social Work, 56(3), 258–268.

Kimmel, J. M. (1993). Occupational self-evaluations by rehabilitation employees and job burn-out. Dissertations. Marquette University.

Kitaoka-Higashiguchi, K., Morikawa, Y., Miura, K., Sakurai, M., Ishizaki, M., Kido, T. (2009). Burn-out and risk factors for arteriosclerotic disease: follow-up study. Journal of Occupational Health, 51(2), 123-31.

Kleiber, D., Enzmann, D., & Gusy, B. (1998). Handbook of scales for research on stress and burn-out in medical and psychosocial fields. Gottingen: Verlag fur Psychologie Dr. C.J. Hogrefe.

Kramer, A.D., Guillory, J.E., & Hancock, J.T.(2014). Experimental evidence of massive-scale emotional contagion through social networks. Proceedings of the Natioanl Academy of Sciences, 111(24), 8788-8790.

Kristensen, T. S., Borritz, M., Villadsen, E., & Christensen, K. B. (2005). The Copenhagen Burn-out Inventory: A new tool for the assessment of burn-out.

Work & Stress, 19(3), 192-207.

Kruml, S. M, & Geddes, D. (2000). Exploring the dimensions of emotional labor: The heart of Hochschild's work. Management Communication Quarterly, 14, 8–49.

Landsbergis, P. A. (1988). Occupational stress among health care workers: A test of the job demands control model. Journal of Organizational behavior, 9(3), 217-239.

Lasch, C. (1979). The culture of narcissism. New York: Warner Books.

Lazaro, L., Shinn, M., & Robinson, P. E. (1985). Burn-out, performance and job withdrawal behavior. Journal of Health and Human Resources Administration, 7, 213-234.

Lee, R. T., & Ashforth, B. E. (1996). A meta-analytic examination of the correlates of the three dimensions of job burn-out. Journal of Applied Psychology, 81(2), 123.

Leiter, M. P. (1993). Burn-out as developmental process, professional burn-out. Washinton, DC: Routledge.

Leiter, M. P., & Maslach, C. (2005). Banishing burn-out: Six strategies for improving your relationship with work. San Francisco, CA: John Wiley & Sons.

Leiter, M. P., & Maslach, C. (2016). Latent burn-out profiles: A new approach to understanding the burn-out experience. Burn-out Research, 3, 89-100.

Leiter, M. P., Hakanen, J. J., Ahola, K., Toppinen-Tanner, S., Koskinen, A., & Väänänen, A. (2013). Organizational predictors and health consequences of changes in burn-out: A 12year cohort study. Journal of Organizational Behavior, 34(7), 959–973.

Leone, S. S., Huibers, M. J. H., Knottnerus, J. A., & Kant, I. (2009). The temporal relationship between burn-out and prolonged fatigue: A 4-year prospective cohort study. Stress and Health: Journal of the International Society for the Investigation of Stress, 25(4), 365–374.

Lindblom, K. M., Linton, S. J., Fedeli, C., & BryngelssonI, L. (2006). Burn-out in the working population: Relations to psychosocial work factors. International Journal of Behavioral Medicine, 13(1), 51–59.

Madsen, I. E. H., Lange, T., Borritz, M., & Rugulies, R. (2015). Burn-out as a risk factor for antidepressant treatment—A repeated measures time-to-event analysis of 2936 Danish human service workers. Journal of Psychiatric Research, 65, 47–52.

Marchand, A., Blanc, M. E., & Beauregard, N. (2018). Do age and gender contribute to workers' burn-out symptoms?. Occupational Medicine, 68(6), 405-411.

Mari, H., Asko, T., Sajja, M. & Taru, F.(2015). The associations between ethical organizational culture, burn-out, and engagement: A multilevel study. Journal of Business and Psychology, 30(2), 399-414.

Maslach, C. (1976). Burned-out. Human Behaviour, 5, 16–22.

참고문헌

Maslach, C. (1982). Understanding burn-out: Definitional issues in analyzing a complex phenomenon. In W. S. Paine(Ed.), Job stress and burn-out: Research, theory, and interrention perspectires. Beverly Hills, California: Sage Publications.

Maslach, C. (1993). Burn-out: A multidimensional perspective. In W. B. Schaufeli, C. Maslach, & T. Marek (Eds.), Professional burn-out: Recent developments in theory and research. Washington, DC: Taylor & Francis.

Maslach, C. (2003). Burn-out: The cost of caring. Cambridge, MA: Malor Books.

Maslach, C., & Jackson, S. E. (1981). The measurement of experienced burn-out. Journal of Organization Behavior, 2(2), 99-113.

Maslach, C., & Jackson, S. E. (1984). Burn-out in organizational settings. Applied Social Psychology Annual, 5, 133–153.

Maslach, C., & Jackson, S. E. (1985). The role of sex and family variables in burn-out. Sex Roles, 12(7-8), 837-851.

Maslach, C., & Leiter, M. P. (1997). The truth about burn-out. San Francisco, CA: Jossey-Bass.

Maslach, C., & Leiter, M. P. (2016). Understanding the burn-out experience: Recent research and its implications for psychiatry. World Psychiatry, 15(2), 103-111.

외국문헌

Maslach, C., & Schaufeli, W. (1993). History and conceptual specificity of burn-out. Recent Developments in Theory and Research, 1, 44-52.

Maslach, C., Jackson, S. E. & Leiter, M. P. (1996). Maslach burn-out inventory(3rd ed). California: Consulting Psychologists Press Inc.

Maslach, C., Schaufeli, W. B., & Leiter, M. P. (2001). Job burn-out. Annual Review Psychology, 52(1), 397–422.

Maslach, C., Jackson, S. E., Leiter, M. P., Schaufeli, W. B., & Schwab, R. L. (1986). Maslach burn-out inventory. Palo Alto, CA: Consulting Psychologists Press.

Maylor, S.A. (2017). The relationship between Big Five personality traits and burn-out: A study among correctional personnel. Ph.D. Dissertation, Walden University.

McKnight, J. D., & Glass, D. C. (1995). Perceptions of control, burn-out, and depressive symptomatology: A replication and extension. Journal of Consulting and Clinical Psychology, 63(3), 490.

Meier, S. T. (1983). Toward a theory of burn-out. Human Relations, 36(10), 899-910.

Melamed, S. (2009). Burn-out and risk of regional musculoskeletal pain: a prospective study of apparently healthy employed adults. Stress and Health: Journal of the International Society for the Investigation of Stress, 25(4), 313-321.

Mickler, S. E., & Rosen, S. (1994). Burn-out in spurned medical caregivers and the impact of job expectancy training. Journal of Applied Social Psychology, 24(23), 2110-2131.

Miller, K., Birkholt, M., Scott, C., & Stage, C. (1995). Empathy and burn-out in human service work: An extension of a communication model. Communication Research, 22(2), 123-147.

Montgomery, A., Todorava, I., Baban, A., & Panagopoulou, E. (2013). Improving quality and safety in the hospital: The link between organizational culture, burn-out, and quality of care. British Journal of Health Psychology, 18(3), 656-662.

Moreno-Jimenez, B., Barbaranelli, C., Galvez-Herrer, M., & Garrosa, E. (2012). The physician burn-out questionnaire: A new definition and measure. TPM—Testing, Psychometrics, Methodology in Applied Psychology, 19(4), 325-344.

Nowack, K. M., & Hanson, A. L. (1983). The relationship between stress, job performance, and burn-out in college student resident assistants. Journal of College Student Personnel, 24(6), 545-550.

Nowack, K. M., & Pentkowski, A. M. (1994). Lifestyle habits, substance use and predictors of job burn-out in professional working women. Work & Stress, 8(1), 19-35.

OECD(2015). Fit mind, fit job: From evidence to practice in medical health and work. Paries: OECD.

Ogus, E. D., Greenglass, E. R., & Burke, R. J. (1990). Gender-role differences, work stress and depersonalization. Journal of Social Behavior and Personality, 5(5), 387.

Omery, A. (1983). Phenomenology: A method for nursing research. Advances in Nursing Science, 5(2), 49-64.

Paoli, P. (1997). Second European survey on the work environment: 1995. Dublin, Ireland: European Foundation for the Improvement of Living and Working Conditions.

Parker, P. A., & Kulik, J. A. (1995). Burn-out, self-and supervisor-rated job performance, and absenteeism among nurses. Journal of Behavioral Medicine, 18(6), 581-599.

Pelsma, D. M., Roland, B., Tollefson, N., & Wigington, H. (1989). Parent burn-out: Validation of the Maslach Burn-out Inventory with a sample of mothers. Measurement and Evaluation in Counseling and Development, 22(2), 81-87.

Pines, A. M. (1988). Keeping the spark alive: Preventing burn-out in love and marriage. New York: St. Martin Press.

Pines, A. M. (1993). Burn-out: An existential perspective. In W. B. Schaufeli, C. Maslach, & T. Marek (Eds.), Professional burn-out: Recent developments in theory and research. London: Taylor & Francis.

Pines, A. M. (1996). Couple burn-out. New York: Routledge.

참고문헌

Pines, A. M., & Aronson, E. (1988). Career burn-out: Causes and cures. New York : Free Press.

Poulin, J. E., & Walter, C. A. (1993). Burn-out in gerontological social work. Social Work, 38(3), 305-310.

Purvanova, R. K., & Muros, J. P. (2010). Gender differences in burn-out: A meta-analysis. Journal of Vocational Behavior, 77(2), 168-185.

Rafferty, J. P., Lemkau, J. P., Purdy, R. R., & Rudisill, J. R. (1986). Validity of the Maslach Burn-out Inventory for family practice physicians. Journal of Clinical Psychology, 42(3), 488-492.

Randall, M., & Scott, W. A. (1988). Burn-out, job satisfaction, and job performance. Australian Psychologist, 23(3), 335-347.

Rousseau, D. M. (1989). Psychological and implied contracts in organizations. Employee Responsibilities and Rights Journal, 2(2), 121-139.

Rushton, C. H., Batcheller, J., Schroeder, K. & Donohue, P.(2015). Burn-out and resilience among nurses practicing in high-intensity settings. American Journal of Critical Care, 24, 412-421.

Saeedinejad, M. M. (2016). Study the relationship between orgarnizational structure and job burn-out regarding staff of pharmaceutical company Tehran Darroo. International Business Management, 10(11), 2190-2194.

Salmela-Aro, K., Rantanen, J., Hyvönen, K., Tilleman, K., & Feldt, T. (2011).

Bergen Burn-out Inventory: reliability and validity among Finnish and Estonian managers. International Archives of Occupational and Environmental Health, 84(6), 635-645.

Salvagioni, D.A.J., Melanda, F.N., Mesas, A.E., Gonzalez, A.D., Gabani, F.L., & de Andrade, S.M. (2017). Physical, psychological and occupational consequences of job burn-out: A systematic review of prospective studies. PloS One, 12(10), e0185781.

Schaufeli, W. B. (2003). Past performance and future perspectives of burn-out research. SA Journal of Industrial Psychology, 29(4), 1-15.

Schaufeli, W. B., & Buunk, B. P. (1996). Professional burn-out. Handbook of Work and Health Psychology (vol. 1), 383-425.

Schaufeli, W. B., & Enzmann, D. (1998). The burn-out companion to study and practice: A critical analysis. London: Taylor & Francis.

Schaufeli, W. B., & Greenglass, E.R. (2001). Introduction to special issues on burn-out and health. Psychology and Health, 16, 501-510.

Schaufeli, W. B., & Van Dierendonck, D. (1993). The construct validity of two burn-out measures. Journal of Organizational Behavior, 14(7), 631-647.

Schaufeli, W. B., De Witte, H., & Desart, S. (2019). Manual burn-out assessment tool(BAT). KU Leuven, Belgium: Unpublished Internal Report.

Schaufeli, W. B., Dierendonck, D. V., & Gorp, K. V. (1996). Burn-out and reciprocity: Towards a dual-level social exchange model. Work & Stress, 10(3), 225-237.

Schaufeli, W. B., Leiter, M.P., & Maslach, C.(2009). Burn-out: 35 years of research and practice. Career Development International, 14(3), 204-220.

Schaufeli, W. B., Maslach, C., & Marek, T. (1993). Professional burn-out: Recent developments in theory and research. London: Taylor & Francis.

Schaufeli, W. B., Maslach, C., & Marek, T. (2017). Professional burn-out: Recent developments in theory and research. London: Routledge.

Schroer, C. A. P.(1993). Absenteeism due to overstrain: A study on the nature of overstrain therapeutic assistance and absenteeism. Ph. D. Thesis, University of Maastricht, Maastricht, The Netherlands.

Schulte-Markwort, M. (2016). Burn-out kids. Miinchen: Pattloch Verlag.

Seidman, S. A., & Zager, J. (1986). The teacher burn-out scale. Educational Research Quarterly, 11(1), 26-33

Shamir, B., House, R. J., & Arthur, M. B. (1993). The motivational effects of charismatic leadership: A self-concept based theory. Organization Science, 4(4), 577–594.

Shanafelt, T.D., & Noseworthy, J. H. (2017). Executive leadership and physician well-being: Nine organizational strategies to promote engagement and reduce burn-out. Mayo Clinic Proc., 92(1), 129-146.

외국문헌

Sharma, A., & Kashyap, N. (2017). The influence of the Big Five personality traits on burn-out in medical doctors. International Journal of Psychological Studies, 9(4), 13-22.

Shirom, A., & Melamed, S. (2006). A comparison of the construct validity of two burn-out measures in two groups of professionals. International Journal of Stress Management, 13, 176–200.

Shirom, A., Westman, M., Shamai, O., & Carel, R. S. (1997). Effects of work overload and burn-out on cholesterol and triglycerides levels: The moderating efffects of emotional reactivity among male and female employees. Journal of Occupational Health Psychology, 2(4), 275.

Skovholt, T. M. (2001). The resilient practitioner: Burn-out prevention and self-care strategies for counselors, therapists, teachers, and health professionals. Needham Heights, MA: Allyn and Bacon.

Skovholt, T. M., Grier, T. L., & Hanson, M. R. (2001). Career counseling for longevity: Self-care and burn-out prevention strategies for counselor resilience. Journal of Career Development, 27(3), 167-176.

Slaney, R. B., & Ashby, J. S. (1996). Perfectionists: Study of a criterion group. Journal of Counseling & Development, 74(4), 393-398.

Stordeur, S., D'hoore, W., & Vandenberghe, C. (2001). Leadership, organizational stress, and emotional exhaustion among hospital nursing staff. Journal of Advanced Nursing, 35(4), 533-542.

참고문헌

Stroebe, M., & Stroebe, W. (1991). Does "grief work" work?. Journal of Consulting and Clinical Psychology, 59(3), 479-482.

Suner-Soler, R., Grau-Martin, A., Flichtentrei, D., Prats, M., Baraga, F., Font-Mayolas, S., & Gras, M.E. (2014). The consequences of burn-out syndrome among healthcare professionals in Spain and Spanish speaking Latin American countries. Burn-out Research, 1, 82-89.

Sung, K. J., & Kwon, S. Y.(2016). The reemployment problem of career-interrupted housewives in Korea: Identity crisis analysis and suggestions in term of Christian counseling. Logos Management Review, 14(3), 135-158.

Toppinen-Tanner, S. (2011). Process of burn-out: Structure, antecedents, and consequences. People and Work Research Report 93, Helsinki: Finish Institute of Occupational Health.

Toppinen-Tanner, S., Ahola, K., Koskinen, A., & Väänänen, A. (2009). Burn-out predicts hospitalization for mental and cardiovascular disorders: 10-year prospective results from industrial sector. Stress and Health: Journal of the International Society for the Investigation of Stress, 25(4), 287–296.

Van Dierendonck, D., Schaufeli, W. B., & Buunk, B. P. (1998). The evaluation of an individual burn-out intervention program: The role of inequity and social support. Journal of Applied Psychology, 83(3), 392-407.

VandenBos, G. R., & Duthie, R. F. (1986). Confronting and supporting colleagues in distress. In R. R. Kilburg, P. E. Nathan, & R. W. Thoreson (Eds.), Professionals in distress: Issues, syndromes, and solutions in psychology.

Washington, DC: American Psychological Association.

Verbeke, W. (1997). Individual differences in emotional contagion of sales-persons: Its effect on performance and burn-out. Psychology & Marketing, 14(6), 617-636.

Verbraak, M., Van de Griendt, J., & Hoogduin, K.(2006). Ontwikkeling van de burn-out neurasthenie klachtenschaal (BONKS). Diagnostiek-wijzer, 9, 30-49.

Westman, M., & Etzion, D. (1995). Crossover of stress, strain and resources from one spouse to another. Journal of Organizational Behavior, 16(2), 169-181.

Zedeck, S., Maslach, C., Mosier, K., & Skitka, L. (1988). Affective response to work and quality of family life: Employee and spouse perspectives. Journal of Social Behavior and Personality, 3(4), 135-157.

인터넷 홈페이지

https://embrain.com
http://enrichmentjournal.ag.org
https://www.mindtools.com
https://www.resiliencyquiz.com
https://www.statista.com

번아웃 증후군,
몸도 마음도 지친 나 자신을 돌보는 시간
여러분의 삶에 회복의 에너지가 깃들기를 기원합니다

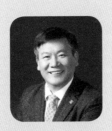

권선복(도서출판 행복에너지 대표이사)

우리나라는 OECD국가 중에 근로시간이 가장 깁니다. 이처럼 근로시간이 가장 긴 우리나라는 그만큼 번아웃 증후군에 빠지는 직장인의 수도 많은 편에 속합니다. 직장인뿐만 아니라 20대 학생들도 마찬가지입니다. 활력으로 넘쳐야 할 학생들조차도 취업난에 허덕이며 스트레스가 상당합니다. 사회 전반적인 분위기를 생각하면 우리나라 사람들이 겪는 번아웃은 실로 심각한 수준입니다.

번아웃 증후군은 탈진 증후군이라고도 불립니다. 한 가지 일에만 몰두하던 사람이 신체적, 정신적으로 극도의 피로감을 느

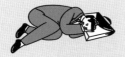

끼는 것을 말합니다. 이러한 피로감은 불면증이나 우울증을 야기시키기도 하지요. 만성피로, 불면증, 우울증은 어쩌면 쉬지 않고 일한 사람에게 몸이 보내는 구조 신호일지도 모릅니다. 이러한 신호를 무시하지 않고 받아들여 몸과 마음을 돌보는 일이야말로 나 자신의 건강과 가정을 위한 첫 번째 단계일 것입니다.

이 책 『번아웃－이론 사례 및 대응 전략』은 번아웃 증상의 구체적인 이론과 사례를 보여줌으로써 번아웃 증후군에 대한 이해를 돕고 있습니다. 뿐만 아니라 그에 따른 해결방안도 함께 제시합니다. 이 책에서 저자는 번아웃 증상이 나타날 경우 지체하지 말고 병원 진료를 받고 충분한 휴식을 취할 것을 권유합니다. 이 책을 읽은 독자분들이라면 몸과 마음이 보내는 구조 신호, 번아웃 증후군을 극복할 수 있으리라 믿습니다. 부디 잘 극복하시어 독자분들의 삶에도 회복의 에너지가 깃들기를 기원합니다.

'행복에너지'의 해피 대한민국 프로젝트!
〈모교 책 보내기 운동〉

대한민국의 뿌리, 대한민국의 미래 **청소년·청년**들에게 **책**을 보내주세요.

많은 학교의 도서관이 가난해지고 있습니다. 그만큼 많은 학생들의 마음 또한 가난해지고 있습니다. 학교 도서관에는 색이 바래고 찢어진 책들이 나뒹굽니다. 더럽고 먼지만 앉은 책을 과연 누가 읽고 싶어 할까요? 게임과 스마트폰에 중독된 초·중고생들. 입시의 문턱 앞에서 문제집에만 매달리는 고등학생들. 험난한 취업 준비에 책 읽을 시간조차 없는 대학생들. 아무런 꿈도 없이 정해진 길을 따라서만 가는 젊은이들이 과연 대한민국을 이끌 수 있을까요?

한 권의 책은 한 사람의 인생을 바꾸는 힘을 가지고 있습니다. 한 사람의 인생이 바뀌면 한 나라의 국운이 바뀝니다. **저희 행복에너지에서는 베스트셀러와 각종 기관에서 우수도서로 선정된 도서를 중심으로 〈모교 책 보내기 운동〉을 펼치고 있습니다.** 대한민국의 미래, 젊은이들에게 좋은 책을 보내주십시오. 독자 여러분의 자랑스러운 모교에 보내진 한 권의 책은 더 크게 성장할 대한민국의 발판이 될 것입니다.

도서출판 행복에너지를 성원해주시는 독자 여러분의 많은 관심과 참여 부탁드리겠습니다.

도서출판 **행복에너지** 임직원 일동

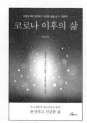

코로나 이후의 삶

권기헌 지음 | 값 16,000원

본서는 2020년 COVID-19 사태를 맞이해 이미 시작되고 있는 전 세계적 새로운 패러다임 속에서 참된 나를 찾아가는 여정을 설명하고 있다. 나는 육신에 갇힌 좁은 존재가 아니라 무한하고 완전한 존재라는 것이 이 책이 담고 있는 생의 비밀이자 핵심이다. 저자가 소개하는 마음수련의 원리를 따라가면 어느새 본서에서 제시하는 몸과 마음에 관한 비밀에 매료되는 자신을 발견하게 될 것이다.

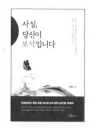

사실, 당신이 보석입니다

이승규 지음 | 값 15,000원

「사실, 당신이 보석입니다」는 자신의 운명에 굴하지 않고 칠전팔기의 노력 끝에 꿈을 달성한 저자의 경험이 고스란히 녹아있는 책이다. 살다보면 내가 원하지 않았던 일이 오히려 나의 꿈을 키워줄 수도 있다는 사실을 굳게 믿은 저자는 졸업 후 스펙 부족의 좌절을 뚫고 영어라는 열쇠에 매달려 호텔과 면세점을 거쳐 국제보석감성자로 우뚝 서게 된다. 어려운 시대, 젊은이들이 다시금 꿈과 희망을 가지는 데에 큰 도움이 될 수 있을 것이다.

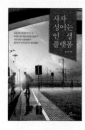

사자성어는 인생 플랫폼

홍경석 지음 | 값 25,000원

이 책 「사자성어는 인생 플랫폼」은 실질적인 소년가장으로서 가정을 부양하며 평생 안 해본 직업이 없을 정도로 힘겹지만 결코 부끄럽지 않은 삶을 살아 온 저자의 일생을 80여 개의 사자성어에 녹여낸 에세이다. 오래된 중국 고사에서 온 사자성어에서부터 저자가 직접 지어낸 사자성어까지, 짧으면서도 다양한 글귀들이 흥미로우면서도 뭉클한 감동을 담아 삶과 인문의 세계를 독자에게 전달할 것이다.

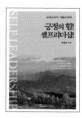

긍정의 힘! 셀프리더십!

류중은 지음 | 값 15,000원

본 도서는 군인으로 복무하며 군 내 기강을 세움과 더불어 후배 군인들을 훌륭한 나라의 일꾼으로 완성시키는 리더십을 발휘한 바 있는 저자의 철학이 들어 있는 책이다. '기초와 기본에 충실하자' '위풍당당 운동 캠페인' 등 저자가 신념을 가지고 진행한 리더십 과정은 신뢰감 있고 내실이 튼튼하다. 이 책 속 리더십은 현역 군인들은 물론 평범한 이들에게도 주도적으로 삶을 가꾸도록 도울 것이다.

하루 5분, 나를 바꾸는 긍정훈련

행복에너지

'긍정훈련' 당신의 삶을
행복으로 인도할
최고의, 최후의 '멘토'

'행복에너지
권선복 대표이사'가 전하는
행복과 긍정의 에너지,
그 삶의 이야기!

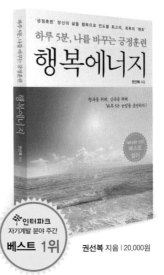

인터파크
자기계발 분야 주간
베스트 1위

권선복 지음 | 20,000원

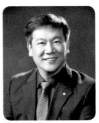

권선복

도서출판 행복에너지 대표
영상고등학교 운영위원장
대통령직속 지역발전위원회
문화복지 전문위원
새마을문고 서울시 강서구 회장
전) 팔팔컴퓨터 전산학원장
전) 강서구의회(도시건설위원장)
아주대학교 공공정책대학원 졸업
충남 논산 출생

책『하루 5분, 나를 바꾸는 긍정훈련 - 행복에너지』는 '긍정훈련' 과정을 통해 삶을 업그레이드하고 행복을 찾아 나설 것을 독자에게 독려한다.

긍정훈련 과정은 [예행연습] [워밍업] [실전] [강화] [숨고르기] [마무리] 등 총 6단계로 나뉘어 각 단계별 사례를 바탕으로 독자 스스로가 느끼고 배운 것을 직접 실천할 수 있게 하는 데 그 목적을 두고 있다.

그동안 우리가 숱하게 '긍정하는 방법'에 대해 배워왔으면서도 정작 삶에 적용시키지 못했던 것은, 머리로만 이해하고 실천으로는 옮기지 않았기 때문이다. 이제 삶을 행복하고 아름답게 가꿀 긍정과의 여정, 그 시작을 책과 함께해 보자.